한방진료비결

한방진료비결

지은이 오리베 가즈히로(織部 和宏)
옮긴이 이한결·권승원·조기호

1판 1쇄 인쇄 2023. 12. 10
1판 1쇄 발행 2023. 12. 15

발행처_물고기숲 • 발행인_임민수 • 등록번호_제406-2012-000004호 • 등록일자_2012. 01. 03. • 주소_(㊐10323) 경기도 고양시 일산동구 위시티2로11번길 11, 102-1001 • 전화_031)943-2090
값은 뒤표지에 있습니다. • ISBN 978-89-98038-88-5 93510 • 카카오톡 ID_fishwood • 카카오스토리_http://story.kakao.com/fishwood • 이메일_ fishwoodbook@naver.com • 블로그_http://blog.naver.com/fishwoodbook • 물고기숲은 독자 여러분의 의견에 귀 기울여 좋은 책을 만들겠습니다.

한방진료비결

오리베 가즈히로(織部 和宏) 지음
이한결·권승원·조기호 옮김

물고기숲

추천사

오리베 가즈히로 선생의 새 저서 발간을 축하하며

오리베 가즈히로(織部和宏) 선생은 넓은 규슈 지역에서 의대생·의사에게 한방치료를 강의하고 있는 최고의 교육자입니다. 이번에 장기간 전문지에 연속 게재했던 논문을 모아 한 권의 책으로 출판하였습니다.

선생은 오랜 시간에 걸쳐 동서의학을 깊이 연구하였고 특히 일본의 한방의학, 의료를 심도 있게 실천하고 있습니다.

그 재능과 학습, 기술로 많은 난치병 환자를 치료하여 회복시키고 있습니다.

동시에 한방의학, 의료를 배우길 희망하는 많은 의사를 지도하고 교육하여 다수의 한방전문의를 양성하였습니다. 그 제자들이 오키나와에서 규슈 주변까지 넓은 지역에서 활약하고 있습니다.

동양의학의 치료 효과에 대한 선생의 파급력은 저로선 미칠 수 없는 경지입니다.

미력한 제가 감히 이 저서를 많은 분께 추천합니다.

2019년 4월

야마다 데루타네(山田光胤)

역자 서문

오리베 가즈히로 선생의 저서를 처음으로 한국에 번역하여 소개하게 되어 매우 영광입니다. 이 책은 오리베 선생의 세 번째 저서이자 14년간 일본한방전문지에 연재한 내용을 한데 엮은 책으로, 선생의 수많은 임상 경험과 노하우가 집대성된 책입니다.

오리베 선생은 우리나라에서는 아직 조금 낯설게 느껴질 수 있으나, 일본에서는 수많은 의사들에게 일본한방의학을 가르치고 전수하여 규슈 한방의학의 대가로 인정받고 있는 한방의학자입니다. 특히 오리베 선생의 특징은 일본한방의학과 중의학 양쪽을 모두 수학한 전문가이자 복진의 대가라는 점입니다. 이 책에 실려 있는 선생의 치험례들을 보면, 여러 난치 증례에 일본한방과 고전을 인용한 중의학을 넘나드는 처방, 그리고 이를 뒷받침하는 복진과 설진 및 맥진 등 진단법의 향연에 마치 증례 하나하나가 한 악장의 교향곡을 듣는 듯한 느낌을 받게 합니다.

이 책은 일종의 증례해설집입니다. 감기, 복통, 설사와 같은 경증부터 천식과 같은 만성질환, 갑작스러운 흉통과 같은 급성증상에 이르기까지 많은 사례를 소개하고 있습니다. 특히 기존 치료에 효과가 없어 대안을 찾고자 내원한 환자들에 대한 증례가 다수를 이룹니다. 선생은 각 증례마다 증상 및 병력, 한방진찰 그리고 증례의 결과와 예후까지 매우 자세히 기술하고 있습니다. 특히 증례마다 처방 선정의 근거를 한방진찰결과 및 여러 문헌을 인용하여 들려주었는데, 저는 이 책을 번역하는 시간 동안 마치 선생과 작은 공부방에 나란히 앉아 있는 듯했습니다.

특히 저는 지난 6월 이 책의 번역 작업을 마무리할 때 즈음 후쿠오카에서 열린 일본동양의학회에 참석하였는데, 일정 중 오리베 선생의 강연이 몇 차례 있었습니다. 당시 선생은 이 책의 내용 중 일부를 발췌하여 증례 소개, 복진 및 구결, 증과 치료, 상한론 등에 대해 소개했습니다. 번역자로서 원저자의 강의를 직접 들을 수 있다는 것은 흔치 않은 기회이며, 덕분에 그 후 번역한 원고의 내용을 조금 더 오리베 선생의 의도대로 다듬을 수 있었습니다. 이 책을 읽는 독자 여러분들에게도 오리베 선생의 강의가 활자 속에서 살아날 수 있기를 바라봅니다.

바야흐로 "통합"이 가장 중요한 이슈인 사회입니다. 학문의 경계 역시 허물어져 서로 전혀 다른 인문학과 공학, 예술학과 자연과학이 통합하여 새로운 학문을 창출하고 있습니다. 이는 의학에서도 예외가 아니어서, 오리베 선생은 스스로도 "일본한방의학과 중의학의 대립이 아닌 통합적인 의료를 지향"한다고 말하고 있습니다. 일본한방의학만으로 만족할 만한 효과를 얻지 못하거나 납득이 가지 않는 부분이 있을 때 중의학을 접목하여 플러스알파의 성과를 거두는 것입니다.

이 부분은 우리에게도 시사하는 바가 크다고 생각합니다. 다른 학문 영역과는 달리, 우리나라의 의학계는 이원화된 의료 체계로 인해 서로의 학문 영역을 쉽게 인정하지 않는 한의학계와 양의학계를 비롯하여, 한의학계 내에서도 여러 학파로 나뉘어 나만이 옳다는 아집에 빠지는 경우를 종종 보게 됩니다. 손바닥도 마주쳐야 소리가 나는 것처럼, 단일 학문으로 해결되지 않는 것이 여러 학문이 힘을 합하면 해결되거나 더욱 좋은 결과를 얻게 되는 경우가 많습니다. 이 책을 번역하며 오리베 선생의 "통합"의 화두를 한편으로 제안하고 싶었습니다.

의료계가 급변하고 있습니다. 지난 2022년 12월 대법원전원합의체는 한의사의 초음파 진단기기 사용이 불법이 아니라고 판결했습니다. 이를 필두로 한의사가 할 수 있는 역할, 해야 하는 역할은 더욱 늘어나리라 생각합니다. 특히 1차의료에서 지금까지 국한되었던 영역에서 벗어나 좀더 많은 영역을 포괄하고 또 그런 환자들이 한의학을 찾게 해야 하는 숙명이 부여되고 있습니다. 이 책의 이야기들은 우리 한국의 한의사들이 지금도 만나고 있는, 또 앞으로 만나게 될 다양한 증상과 질환의 환자들이 우리에게 먼저 들려주는 이야기라고 생각합니다. 이 책이 진료실 책상 위에서 손때 묻으며 많은 분들의 진료에 조금이라도 도움이 된다면 번역자로서 더할 나위 없는 보람이 되겠습니다.

이번 번역 작업을 하며 여러분들의 도움을 받았습니다. 먼저 이 책을 저에게 소개해 주시고 번역의 노하우를 아낌없이 알려 주신 조기호 교수님과 부족한 실력에도 역자대표를 맡겨주시며 거친 초고를 매끄럽게 다듬어 주신 권승원 교수님께 감사드립니다. 또한 저를 한방내과전문의로 지도해 주셨으며 지금도 같은 의국에서 물심양면으로 이끌어 주시는 문상관, 정우상 두 교수님께도 감사드립니다. 이번 책이 출판되기까지 많은 도움을 주신 물고기숲의 임민수 사장님께 감사드립니다. 마지막으로 항상 저를 응원해주는 든든한 동생 내외와, 누구보다도 저를 지지해 주시고 언제나 가장 큰 힘이 되어주시는 사랑하는 부모님께 무한한 감사의 말을 전합니다.

2023년 入秋 회기동 연구실에서
역자대표 이한결

차례

0장

나와 한방

내과 전문의로서의 한계를 느꼈을 때

나는 현재 오이타 시에서 한방전문으로 개원하고 있다. 지금이야 한방 외길 진료를 하고 있지만, 처음부터 한방에 흥미가 있었던 것은 아니었다. 고베대학에서 공부할 때는 영상의학 분야 중 혈관조영진단학을 세부 전공하여 주로 췌장 조영검사, 기타 소화기 내시경 검사 같은 당시 첨단 장비로 어떻게 병변을 발견할 것인가에 열중하였다. 그때만 해도 연구자의 길을 갈 것으로 생각했다.

그 후 규슈대학 온천치료학연구소(현 생체방어의학연구소)에 근무하면서도 고베대학 시절 익힌 영상의학진단기술을 활용하여 결합조직질환과 류마티스 연구를 계속하였다. 하지만 이때부터 외래의국장, 병동의국장으로서 실제 환자와 마주하게 되면서 임상에 매력을 느끼기 시작했다.

오이타 적십자병원으로 옮긴 뒤에는 내과부장으로서 밤낮 환자의 검사와 치료를 담당하게 되었다. 그러던 중 어떤 일이 계기가 되어 내과의로서 한계를 느끼게 되었다. 한 40대 여성 환자였다. 목이 막히고 식욕이 없어 갑자기 살이 빠져서 진료받으러 내원했다. 소화기 검사에는 이상이 없어서 특별한 문제는 아니라고 했더니, 얼마 뒤 그 환자가 자살미수로 응급 후송되어 왔다. 그 경험 이후 내과의로서 환자에게 아무것도 해드리지 못한 것을 후회하면서 신체를 진료하는 것만이 아닌 사람 전체를 봐야 함을 강력히 자각하였다. 이후에는 심료내과 공부를 하는 등 이른바 전인적 의료를 지향하게 되었다.

한방의 효과에 놀라다

심한 감기에 걸린 계기로 한방의학을 만나게 되었다. 여러 검사를 하고 항생제와 진해제를 복용하였지만, 전혀 효과가 없었고 기침이 한 달이나 지속하여 곤란하던 때, 한방전문의 동료로부터 죽여온담탕 복용을 권유받았다. 반신반의하는 마음으로 복용했더니 그토록 심했던 기침이 2~3일 만에 거짓말처럼 멈춰서 한방약의 효과에 놀랐다.

또다시 소시호탕을 만성간염에 사용하도록 권유받았다. 수년 이상 GPT가 상승하여 있던 만성활동성간염 환자에게 투여하였더니 3개월 후 GPT 수치가 정상이 되었으며 이후 2년간 경과 관찰한 결과, 악화소견이 없었다. 그 후 만성간염 20례에 소시호탕을 투여하여 2년 이상 경과 관찰한 결과 효과를 보인 증례가 30%였다. 지금 생각해보면, 이 30%는 우연히 소시호탕증에 맞는 증례였던 것 같은데, 證 진단 없이도 30%나 효과가 있었다고도 할 수 있겠다. 더구나 이 증례들은 모두 난치성 증례뿐이었다. 또한, 병명 투여로 과민대장증후군에 계지가작약탕을 처방하여 유효율 70%의 효과를 경험하기도 했다.

고혈압에 황련해독탕 등을 사용한 임상시험도 시행하였으나 드라마틱한 효과가 있던 군과 전혀 효과가 없던 두 군으로 나누어 검토하였다. 황련해독탕은 어떤 사람들에게는 효과가 있었지만, 또 다른 사람들에서는 위 기능이 악화하거나 설사를 하여 효과가 없었다. 조금씩 공부해 가면서 후자는 냉증이며 허약한 경우라는 것을 알게 되었다. 이를 통해 한방약을 잘 사용하기 위해서는 최소한 허실, 한열 판별이 필요하다고 생각하게 되었다. 환자의 증상과 한방약의 적응증을 정확히 맞춰가는 隨證治療를 공부해야만 한다고 생각하게 된 것이다.

처음에는 문헌을 혼자 읽어보고, 강연회에 참가했는데, 한방의 진짜 힘은 강연회에 참가하는 정도로는 체득할 수 없음을 금방 깨닫게 되었다.

일본한방의학과 중의학을 배우다

그러던 중, 아버지께서 돌아가시고 오리베내과클리닉을 개원할 때쯤, 한방 위주의 치료를 해보고 싶다는 생각을 했다. 그러자니 조금 더 본격적으로 공부하지 않으면 안 되겠다고 생각하여 한방계의 저명한 대가로부터의 가르침을 받고

자 노력했다. 야카즈 도메이(矢數道明, 1905~2002) 선생의 제자인 기노시타 쓰토무(木下勤) 선생, 약학계 한방의 대가 와타나베 다케시(渡邊武) 선생, 오사카 한방의 대가 야마모토 이와오(山本巖) 선생에게 오랫동안 가르침을 받았다.

1989년부터 2년간 하얼빈 중의학원의 자오유숭(趙育松) 선생(당시 규슈대학 생체방어의학연구소 유학)을 본 클리닉에 월 1~2회 모셔 중의학을 배웠다. 그때까지는 일본한방의학을 전문으로 공부하였기 때문에 처음에는 중의학의 三部九侯 같은 맥진과 설진을 활용한 변증논치가 쉽게 이해되지 않았다. 자오 선생의 엄격한 지도를 받으면서, 고베중의학연구회에서 출간한 책으로 기초이론을 배우며 이해의 깊이를 더해갔다. 그 과정에서 중의이론에 기초하여 한방약을 처방하면 치료효과가 높아지는 것을 실감했다.

야마다 데루타네 선생의 제자로 들어가다

1991년부터 일본한방의학의 복진법을 체득하기 위해 도쿄 긴키카이진료소장인 야마다 데루타네(山田光胤) 선생의 제자로 들어갔다. 기혈수 같은 이론적 기초를 배우기에는 중의학 쪽이 좋았지만, 임상적 실제를 터득하기에는 복진법을 빼놓을 수 없었다. 일본한방의학에도 맥진과 설진이 있지만, 가장 중요한 것은 복진법이다.

야마다 선생은 우선 맥진과 설진을 하고 전신을 신중히 살펴본 뒤 복진을 시행한다. 아주 부드러운 터치로 환자에게 고통을 주지 않는다. 그의 복진은 오히려 손을 갖다 대면 환자의 기분이 좋아질 것 같은 느낌이다. 서양의학의 복진과는 전혀 다른 한방만의 독특한 진찰법에 매우 감동했다. 야마다 선생에게 병의 상태를 감지할 손의 감각을 예민하게 단련할 필요가 있음을 배웠다.

오이타로 돌아와서 그 진찰법을 시험해보니 환자들의 표정이 좋았다. 복진 소견에 근거하여 처방한 한방약의 효율성도 높아져 갔다.

야마다 선생 복진의 진수는 환자를 진찰하면서 동시에 치료해 가는 것이었다. 복부를 진찰하여 소견을 얻고, 그 소견에 맞는 대표 방제를 감별진단하며 최종적으로 方證相對로 방제를 좁혀 최종처방을 결정한다. 중의학에서도 명의라 불리는 사람들이 맥진과 설진만으로 처방을 결정하는 예가 있다. 하지만 사람마다 센스나 감각의 차이도 있다. 내 경우에는 복진 쪽이 정보를 얻기 편해서 지금은 복진을 중심으로 처방을 결정하고 있다. 일본한방의학을 기본으로 하며, 중의학적인 진찰 방법론과 약효분류를 맞추어 진료함으로써《傷寒論》·《金匱要略》처방을 사용할 때도 폭넓은 응용이 가능해졌다.

고전을 읽다

야마다 데루타네(山田光胤) 선생의 제자로 들어가기 전에 이미 야마다 선생의 장인 오쓰카 게이세쓰(大塚敬節, 1900~80) 선생이 쓴《傷寒論解說》과《金匱要略講話》를 몇 번이고 읽어 외울 정도가 되었다.

야마다 선생은《傷寒論》과《金匱要略》을 날실-씨실의 관계로 생각할 것, 처방을 구체적으로 사용하기 위해서는 오다이 요도(尾台榕堂, 1799~1871)의《類聚方廣義》를 공부하는 것이 좋다고 했다. 특히《類聚方廣義》의 頭註에는 임상의에게 도움이 될 만한 조언이 많아 임상경험을 쌓으면 쌓을수록 그 주석의 훌륭함을 깨닫고 있다.

아사다 소하쿠(淺田宗伯, 1815~94)의《勿誤藥室方函口訣》과 와다 도카쿠(和田東郭, 1743~1803)의《蕉窓雜話》,《蕉窓方意解》도 도움이 되는 내용이 가득 담겨 있다. 역시 에도시대의 원전을 한번은 읽을 필요가 있다.

후진을 양성하다

야마다 선생의 밑에서 10년간 배우고 난 다음 다른 사람을 가르칠 여유가 생겨 2002년 '오리베학원'을 개원했다. 이 학원에서는 중의학과 일본한방의학을 모두 배울 것을 권장하고 있다. 서양의학의 여러 전문과 중에도 배우는 사람에 따라 맞는 과가 따로 있듯이 중의학과 일본한방의학 중에도 받아들이는 느낌에 개인차가 분명히 있다. 한번쯤은 대략적인 내용을 모두 배운 다음, 본인 취향에 맞는 쪽을 선택하여 몰두하는 것이 좋다.

오리베학원은 3년 과정으로 졸업할 수 있는 프로그램으로 구성되어 있다. 첫 3년 동안은 오다이 요도(尾台榕堂)의《井觀醫言》, 두 번째 3년 과정에서는 와다 도카쿠(和田東郭)의《蕉窓雜話》, 3차에서는 하라 난요(原南陽)의《叢桂亭醫事

小言》을 강독하고 있다. 그 외에 중의학 강의와 수강생 발표도 해 가며 실력이 늘도록 하고 있다. 이미 30명 가까이가 학원을 졸업하였으며 각 지역에서 독립적으로 한방치료와 공부모임의 강사로서 활약하고 있다.

나는 현재 오이타대학 의학부 임상교수로서 학생들에게도 한방을 가르치고 있다. 내 역할은 우선 학생들에게 한방의 훌륭함을 보여주고, 한방에 흥미를 갖도록 하는 것이다. 脈診과 舌診으로 그들의 과거력과 현재의 몸 상태를 알아맞히면 모두 놀란 얼굴이 된다. 졸업 후 곧장 한방의학을 공부하고 싶다는 학생도 있다. 그러나 먼저 서양의학을 충분히 배운 뒤 전문의 자격을 취득하고 임상에서 곤란한 상황을 만나면 한방의학을 떠올릴 수 있으면 좋겠다. 서양의학이나 한방의학 모두 대충 공부하는 수준에 머물러서는 안 된다.

내 경험으로는 좋은 스승에게서 테크닉과 사고방식을 배우는 것이 한방학습의 가장 좋은 지름길이라고 생각한다.

내가 스승으로 모시는 야마다 데루타네 선생은 연세가 드셔도 화려하게 빛이 난다. 한방은 죽을 때까지 공부가 필요한 실천적 학문이어서 매일 조금씩 진보하고 있기 때문이다. 한평생 의사를 계속해 가고자 한다면 한방의학은 보람되며, 공부해볼 가치가 있는 영역이라고 생각한다.

1장

증상 한방치료

감기·기침

감기치료에도 음양진단이 있다

초기 감기를 치료할 때, 의사들은 같은 약을 처방하는 경우가 많지만, 한방에서는 양병과 음병으로 나누어 처방을 결정한다. 태양병으로 증상이 나타났는지, 소음병으로 증상이 나타났는지가 중요한 감별점이며, 그에 따라 처방할 한방약이 완전히 달라진다.

증례를 살펴보자.

증례1 계마각반탕과 마황부자세신탕

【환자】 33세 여성

【주증상】 인후부의 따끔거림

【현병력①】 2003년 8월 17일, 본원 내원. 전날부터 오한 발열 두통 전신관절통 인후통, 가벼운 기침 발생. 신체(특히 상반신)와 얼굴이 화끈거리며 뜨겁다. 얼굴도 약간 붉고 인후발적 관찰됨. 체온 37.4°C. 맥은 浮하고 약간 弱. 태양병기의 虛實間證으로 진단하여 계마각반탕 엑스제(마황탕+계지탕)를 투여하였다. 3일만에 치유됐다.

【현병력②】 2004년 10월 14일 내원. 어제부터 목이 칼칼하고 물 같은 콧물, 가벼운 기침이 나타나기 시작했다. '몸이 추워 괴롭고, 눕고 싶다'라며 창백한 얼굴이다. 인후발적 있음. 체온 37.4°C. 脈沈細.

【치료경과】 少陰直中으로 보아 마황부자세신탕 엑스제 7.5g/일(3회로 나누어 복용)을 투여하여 치료했다.

【코멘트】 본 증례중 첫 번째 증례는 안색이 붉고 열감이 있으며 脈浮하여 양증 감기로 생각했다. 그에 반해 두 번째 증례는 안색이 창백하고 몸이 추워 괴롭고, 눕고자 하며 脈沈細하여 음증 감기로 판단했다.

이렇게 한 사람이 같은 '감기'라는 병명으로 진단되더라도, 계절이나 外邪의 강약, 성질, 그리고 그때의 몸 상태에 따라 나타나는 생체반응은 다양하다. 언뜻 실증처럼 보이는 사람도 반드시 마황탕증이나 갈근탕증을 보이는 것은 아니며, 마찬가지로 虛寒체질의 사람이라고 해서 꼭 마황부자세신탕이나 진무탕증이 된다고는 단정할 수 없다. 진료할 때는 항상 현재의 證을 정확히 파악하여 처방을 선택해야 한다. 또한 '증상을 고려하여 약의 분량, 복약시간, 식사내용 조절' 지도를 하는 것도 한방약 복용과 함께 중요한 포인트가 된다.

발생 계기에 주목하자

증례2 마행의감탕

【환자】 40세 남성

【현병력】 평소 건강하고 체격이 좋다. 12월 추운 날씨에 축구를 하고 땀을 흠뻑 낸 뒤, 휴식을 하던 중 몸이 매우 차게 식었다고 한다. 저녁 귀가 후 갑자기 오한과 발열 출현. 전신관절, 특히 허리와 무릎이 너무 아파서 익일 아침 내원했다.

【한방진찰】 맥은 浮하고 약간 緊하여 태양병기 虛實間證으로 생각했다.

【치료경과】 마행의감탕 엑스제를 처방했는데, 2포를 복용하여 모든 증상이 개선되었다.

【코멘트】 이 증례는 얼핏 마황탕증이나 마황가출탕증 같아 보일 수 있지만, 본 병태의 유발요인, 즉 발생 계기가 앞의 두 증례와의 감별점이 된다.

《金匱要略》〈痙濕暍病脈證治〉에서 "몸 전체가 아프고 발열하며, 그 증상이 저녁에 심해지는 것을 풍습이라 한다. 이 병은 땀이 날 때 풍이 들어와 상하거나 혹은 오랫동안 냉에 상하여 발생한다. 마황행인의이감초탕을 사용함이 마땅하다[病者一身盡疼, 發熱, 日晡所劇者, 名風濕. 此病傷於汗出當風, 或久傷取冷 所致也. 可與麻黃杏仁薏苡甘草湯]"라고 한 것이 본 증례의 발생기전과 정확히 일치하기 때문이다.

요시마스 토도(吉益東洞, 1702~73)나 필자의 스승이신 야마다 데루타네 선생 같은 명의의 위치에 있는 분들은 일상의 임상에서 어쩌다 그러한 병태가 생겼는지, 발생기전을 포함하여 한방약의 효과를 한층 더 높이기 위해 섭생도 당연히 중요히 여겼는데, 한 글자와 한 구절도 소홀히 하지 않고 세심히 공부해 둘 필요가 있다.

위장이 약한 사람 감기에는 향소산

독감같이 고열과 전신 근육통을 일으키는 병태를 한방에서는 '傷寒'이라 하여 마황탕이나 대청룡탕 같이 마황이 들어간 발한력이 강한 방제를 사용한다. 그에 비해 코감기 같은 가벼운 감기를 《傷寒論》에서는 '中風'이라 정의하여 계지탕이나 계지가갈근탕을 사용하고 있다.

서양의학에서는 보통 감기에 비스테로이드성 소염진통제나 항히스타민제를 배합하여 종합감기약으로 사용한다. 체력이 좋은 사람이라면 괜찮겠지만, 졸음이나 갈증이 생기거나 위 상태가 나빠지는 사람도 제법 있다.

그런 면에서 계지탕은 졸음을 유발하지 않고 비교적 위에 부담이 덜하므로 허약자용 감기약으로 호평받고 있다. 그러나 계지탕도 속이 불편한 사람이 있다. 한방에서 말하는 脾胃虛가 심한 경우이다. 그럴 때 추천하는 것이 향소산이다.

향소산의 출전은 1107년쯤 송나라 때 편찬된 《和劑局方》 2권, 治傷寒附中暑 '紹興續添方'이다. 원문은 "四時溫疫, 傷寒을 치료한다"라고 되어 있다. 구성약재는 향부자 소엽 진피 감초(炙)에 생강을 추가한 것으로 독감 같은 상한에는 파워가 부족하다.

그래서 현재는 야카즈 도메이(矢數道明) 선생이 《臨床應用漢方處方解說》에 적어둔 대로 '위장이 허약하여 心下痞가 잘 생기며, 氣滞가 있는 사람의 감기'에 주로 사용되고 있다.

증례3 가벼운 두통 콧물 오한

【환자】 40세 여성

【주증상】 가벼운 두통과 콧물, 가벼운 오한

【현병력】 2일 전부터 추워져 살짝 냉기가 드는 듯하더니 갑자기 물 같은 콧물이 나오며 가벼운 두통과 惡風이 발생했다. 項背强直은 없다. 이런 상태일 때 갈근탕을 복용했더니, 속이 좋지 않으며 두근거림과 불면이 발생한 경우가 있었고, 또한 비스테로이드성 소염진통제와 항히스타민제를 배합한 종합감기약을

복용하면 口乾·불면·휘청거림·탈력감이 생긴 경우가 있어서, 이번에는 스스로에게 잘 맞는 한방약을 구해보고자 내원했다고 하였다. 평소 냉증이 있고, 위장이 약한 체질.

【한방진찰】 약간 마르고 흰 편. 키 155cm, 몸무게 47kg. 혈압 110/72mmHg. 맥은 浮弱. 설은 偏淡, 齒痕이 있고 薄白滑苔. 복진상 복력이 약하고 心下痞, 胃內停水가 확인되었다.

【치료경과】 허약체질로 냉증인 사람의 감기 초기이다. 우선 병기가 태양병인지, 아니면 直中少陰 마황부자세신탕증인지 감별해야 했다. 소음병이라면 맥은 沈微細하고 비교적 오한이 심하며 "그저 눕고 싶어한다"라고 《傷寒論》 조문에 나와 있다. 몸이 힘들어 가능한 한 누워 있으려 하지만 脈浮하였으며 그렇게까지 힘들어하지 않았기 때문에 태양병 허증으로 생각했다.

그러자 계지탕과의 감별이 필요했다. 계지탕은 《傷寒論》 태양병에 '脈浮, 두항강통하며 오한이 있음'이 있고, '발열과 한출, 惡風, 脈緩한 자'이면서 '鼻鳴과 乾嘔하는 자'에게 사용하는 것이 원칙이다. 또한 복진상 이바나 분레이(稻葉文禮, ?~1805)의 《腹證奇覽》에 나와 있듯, 우상복부에 拘攣이 있으며 상충(上衝) 증상이 있는 경우 쓸 수 있다. 본 증례는 계지탕과 맞지 않는다고 생각했다.

그래서 향소산 엑스제 7.5g/일 하루 3회분을 식전에 투여하였다. 3일 후 내원했다. "이전에 복용한 약과 달리 이 약은 아주 좋아요. 부작용도 없어서 기분 좋게 복용할 수 있었어요. 식욕도 떨어지지 않고 졸리지도 않고 복부도 가볍고 기분도 좋아요. 이런 감기약이 있다니 한방은 대단하네요"라며 기뻐했다.

【코멘트】 향소산은 본 증례처럼 위장이 약하여 감기약의 다양한 부작용을 경험한 사람의 초기 감기뿐 아니라, 기타 다면적으로 사용할 수 있다. 아래에 야카즈 도메이(矢數道明) 선생의 《臨床應用漢方處方解說》에 수록된 내용을 인용한다.

① 신경쇠약·히스테리(기울 경향이 있는 신경질 체질의 마음이 무겁고 가슴이나 명치가 답답하다고 할 때).

【필자 코멘트】 고령자나 위장허약자의 가벼운 우울증에 사용할 때가 있다.

② 생선섭취 후 식중독

【필자 코멘트】 식중독뿐 아니라 고등어 같은 생선 섭취 후 발생한 두드러기에

효과가 있다.

③ 복통(신경성 복통으로 시호제·건중탕류로 효과가 없는 경우).

【필자 코멘트】 이것은 와다 도카쿠(和田東郭)의 《蕉窓方意解》에 기술된 내용이지만, 내 경험으로는 복진상 흉협고만처럼 보여도 타진하면 상복부는 鼓音을 나타내는 경우, 향소산을 선택할 수 있는 근거소견이 된다. 도카쿠는 小劑라고 하였지만, 엑스제로 처방할 때는 2배량을 사용하는 편이 효과가 좋다.

④ 생리관련 증상

【필자 코멘트】 가미소요산증처럼 다양한 호소를 하지 않고, 겉보기에 점잖아 보이나 심약한 기울경향에 적절하다.

⑤ 알레르기비염·부비동염

【필자 코멘트】 마황제를 사용할 수 없는 위장허약자에게 사용한다.

만성 허증 감기에 삼소음

향소산과 마찬가지로 위장이 허약한 사람의 감기가 장기화될 때 주로 사용하는 것이 삼소음이다. 두통·콧물·인후통·기침·식욕부진이 있고, 위장기능이 저하되어 위통증이나 설사가 생긴 경우 좋다.

삼소음의 출전은 《和劑局方》이다. 2권 治傷寒附中暑 '淳祐新添方'에 '감기로 인한 발열·두통을 치료한다. 혹은 痰飮凝結에 기인하며, 열이 함께 있는 경우, 이 처방을 사용한다'라고 적응증이 기술되어 있다.

구성약재는 진피·지각·길경·감초·목향·반하·자소엽·갈근·전호·인삼·복령·생강·대조 13개이다. 같은 송대의 《易簡方論》(王碩 撰)에는 목향이 빠져 있다. 아사다 소하쿠(淺田宗伯)의 《勿誤藥室方函口訣》에 수록된 삼소음은 같은 송대이지만 《鷄峰普濟方》(張銳 撰)의 처방으로 인삼·소목(蘇木) 2가지 약재로 구성되어 주로 산후 합병증에 사용하므로 혼동해서는 안 된다.

삼소음 적응증은 야카즈 도메이(矢數道明) 선생의 《臨床應用漢方處方解說》에 "四時感冒, 발열두통, 咳嗽聲重, 涕唾稠粘, 中脘痞滿으로 痰水를 토하는 것을 치료한다고 나와 있다. 속을 편하게 하고 흉격을 상쾌하게 하여 痰咳喘熱에 효과가 있다", "위가 약해서 갈근탕이나 계지탕을 복용하면 胸痞가 생길 경우, 감기에 기침이 함께 나타났을 때 사용하기 좋다"로 되어 있다.

삼소음은 본래 비위기허체질이어서 평소 사군자탕이나 육군자탕을 처방하기 적합한 타입이 감기에 걸려서 향소산을 사용할 시기는 지났으나 아직 표증은 남아 있어 소양병기에 반 정도 들어간 경우 사용하기 좋다고 생각한다. 갈근탕 합 소시호탕가미의 허증용 방제이다. 이런 타입은 마황제는 물론, 시호제도 위에 부담이 되므로 전호를 시호 대신 사용하고 있는 것으로 볼 수 있다.

이에 구성약재를 알기 쉽게 정리하면 육군자탕에서 백출을 빼고 전호·갈근·소엽·지실을 가미한 것이다.

약제정보에는 다음과 같이 적응증이 제시되어 있다(괄호 안은 필자의 견해이다).

위장허약자(육군자탕 타입)의 감기가 이미 수일을 경과하여(향소산을 쓸 시기는 이미 지남) 병기가 약간 길어진 경우 사용한다.

① 두통, 발열(갈근·소엽·전호), 기침, 가래(반하·길경)를 동반한 경우

② 명치의 답답함, 오심구토(육군자탕 가 지실)가 있는 경우

증례4 가벼운 두통·콧물·인후통

【환자】 36세 여성

【주증상】 가벼운 두통, 콧물, 인후통

【현병력】 평소 위장이 약하여 조금만 과식하거나, 기름진 음식이나 찬 것을 섭취하면 복통·무른변이 잘 생기고, 만성적인 피로가 있다고 하여 육군자탕 엑스제를 투여하며 건강히 지내고 있었다.

4일 전 슈퍼에 갔을 때, 생선식품매장이 추웠다고 한다. 귀가 후 따뜻하게 하고 쉬었으나 다음 날부터 상기 증상이 발생했다. 약간 기침도 나온다. 식욕도 없고 위장상태가 좋지 않으며, 메슥거린다고 하였다.

【한방진찰】 키 157cm, 몸무게 48kg. 혈압 112/76mmHg. 조금 창백한 안색. 맥은 약간 침세(沈細). 복진상 복력이 조금 약하고 흉협고만은 없음. 心下痞鞕과 위내정수가 확인되었다.

【치료경과】 위의 소견에 따라 삼소음 엑스제(7.5g/일, 3회로 나누어 복용)를 처방하였다. 5일 후 내원. 복용 당일에는 38도 발열이 있었지만, 다음 날 열이 내려갔

다. 이후 갈수록 개선되어 지금은 완전히 나았다고 했다.

【코멘트】 삼소음을 사용할 요령을 가르쳐주신 야마다 선생의 조언을 인용한다.

① 육군자탕 타입이 감기에 걸렸는데, 향소산을 쓸 초기가 지나 약간 오래된 경우에 좋다.

② 열이 높고 증상이 심할 경우, 《傷寒論》 방제로 쓰기에는 너무 강한 것 같다면, 전호 대신 시호를 사용하면 좋다. 특히 흉협고만이 있다면 그렇게 사용하는 것이 좋다.

추억의 죽여온담탕

죽여온담탕은 내게 큰 추억이 있는 방제이다. 지금까지 30년도 더 전에 내가 오이타 적십자병원 내과부장으로 근무하고 있을 때 심한 기침이 생겼었다. 여러 가지 진해제와 항생제를 복용해도 기침이 2주 이상 멈추지 않았다. 어찌할 바를 모르고 있던 참에 지인에게 추천받아 복용한 것이 바로 이 죽여온담탕이다. 그러자 고작 3회 복용 만에 완고했던 기침이 깨끗이 사라져 한방의 효과에 충격을 받았다. 이 일을 계기로 한방의 힘을 직시하여 본격적으로 공부하겠다고 결심하였다. 이후 나는 한방 외길에 매진하고 있다.

죽여온담탕의 출전은 명대 공정현(龔廷賢, 1522~1619)의 《壽世保元》이다. 공정현은 《萬病回春》의 저자로도 유명하다. 《萬病回春》 2권 '傷寒'에 "상한이 생긴 후 잠을 잘 이루지 못하는 자는 心膽虛怯이 된다[傷寒病後不眠者. 心膽虛怯也]"라고 되어 있으며 온담탕이 그와 관련된 처방으로 기록되어 있다.

죽여온담탕의 사용목표는 "상한에 걸려 수일이 경과했으나 열이 떨어지지 않고 편히 잠을 자지 못한다. 心驚恍惚, 번조하며 가래가 많아 잘 수 없는 사람을 치료한다[治傷寒日數過多. 其熱不退. 夢寐不寧. 心驚恍惚. 煩燥多痰不眠者]"이다.

구성약재는 반하·시호·맥문동·복령·길경·지실·향부자·귤피(진피)·황련·감초·인삼·죽여의 12개이지만, 여기에 생강·대조를 추가하여 탕한 뒤 복용한다.

약제정보에는 효능효과로 '독감, 감기, 폐렴 회복기까지 열이 오래되거나 또는 열이 떨어져도 기분이 상쾌하지 않고 기침과 가래가 많아 숙면을 취하지 못하는 경우'라고 기재되어 있다. 이 방제의 적응증을 가장 알기 쉽게 제시해 둔 것 같다.

야마다 데루타네 선생의 저서《한방처방응용의 실제》에서는 이 외에 "정신불안과 심계항진이 있거나 의식이 명료하지 않은 경우가 있다", "소시호탕증에 온담탕증이 겸해진 경우이다"라고 적고 있다.

그렇다면 온담탕증이란 무엇일까? 온담탕의 출전은 당나라 손사막(孫思邈, 541~682)의《千金要方》이며 구성약재는 진피·반하·복령·건강·감초·죽여·지실이다. 간단히 말해, 이진탕 가 죽여·지실로,《萬病回春》에는 "病後虛煩하여 누워 있지 못하거나 심담허겁하여 뭔가에 잘 놀라며, 短氣, 悸乏, 혹은 自汗하는 것을 치료한다"는 적응증이 수록되어 있고, 데루타네 선생의 저서에는 "평소 위장이 허약한 사람 혹은 고열, 병후에 위장 기능이 쇠약하여 건강을 회복하지 못하고, 기가 약해져 사소한 것에 잘 놀라거나 작은 것에 가슴이 떨리고, 숨이 가빠지거나 動悸가 생긴다거나 기분이 우울하여 밤에 쉽게 잠들지 못함. 또한 어쩌다 잠들면 꿈을 많이 꿔서 숙면감, 수면만족감이 떨어지기도 하여 자연히 땀이 나거나 盜汗, 수면 중 땀을 흘리거나 頭汗이 잘 나는 경우"라고 기술하고 있다.

요약하면 죽여온담탕은 소시호탕증과 온담탕증을 합한 병태에 사용하면 좋다. 감기나 독감이 길어져 미열과 가래가 많은 기침이 낮은 물론 특히 야간에 수면을 방해하는 경우, 놀라거나 이상한 경험을 하거나 하여 왠지 모르게 불안하며 기분 좋게 잠들지 못할 때 사용할 수 있는 것이다.

증례5 밤에 악화되는 기침과 가래

【환자】 60세 남성

【주증상】 특히 야간에 심해지는 기침과 가래

【현병력】 10일 전 독감에 걸렸다. 근처 의원에서 진료받고 인플루엔자 치료제 타미플루를 처방받아 복용하고 다음 날 열은 내렸으나 기침이 남았다. 진해제와 항생제 클라리스로마이신을 복용하였지만 기침이 밤에 심해지고 나아지지 않아 한방치료를 희망하여 내원했다.

【한방진찰】 키 170cm, 몸무게 64kg. 혈압 130/78mmHg. 맥은 沈弦. 설은 약간 홍설·백태. 복력은 중등도이며 우측에 흉협고만이 확인된다.

【치료경과】 병위·병기는 少陽病 虛實間으로 보았다. 특히 야간에 심해지는 기침이면서 가래를 동반하고, 그로 인해 수면을 잘 취하지 못하는 점에 주목하여 죽여온담탕 엑스제(7.5g/일, 3회 분복(아침·저녁·취침 전))를 처방하였다. 1주 후 내원. 복용 2일째 기침빈도가 확실히 감소했고 4일째에는 가래와 기침도 거의 소실되었으나 혹시나 하여 7일 치 모두 복용하여 현재는 평소대로 돌아왔다고 하였다.

고찰: 죽여온담탕을 사용할 기회는 매우 많다. 위와 같은 오래된 기관지염 이외에 내가 잘 사용하는 경우는 놀라거나 불안한 생각을 한 것을 계기로 기분이 불안하고 진정되지 않아 어떻게 해도 가슴이 답답하여 안절부절못할 때, 요컨대 담력이 약해졌을 때이다. 약해지고 식은 담력을 따뜻하게 하기 때문에 온담탕이라 이름 붙인 것으로 이해하면 된다. Post Traumatic Stress Disorder(PTSD)에도 귀비탕과 합방해서 처방하면 효과가 좋다.

마지막으로 야마다 데루타네 선생의 구결을 소개한다.

"소시호탕을 투여하고 싶은 사람의 기침, 가래, 왠지 모르게 불안해하고 계속 기침과 가래가 나와 숙면하지 못하는 사람에게 좋다."

가미소요산증인 감기에 滋陰至寶湯

한방약의 적용법을 알기 위해서는 그 처방의 원전을 보는 것은 당연하지만 그것만으로는 좀처럼 구체적으로 활용할 수 있는 이미지가 떠오르지 않는 경우가 있다. 《傷寒·金匱》 방제의 경우, 구성하는 약물수가 비교적 적고 조문도 명쾌한 경우가 많기 때문에 오다이 요도(尾台榕堂)의 《類聚方廣義》 등을 참고하면 비교적 이해하기 쉽다. 후세방은 구성약재수가 많은 만큼 사용 포인트를 좀처럼 이해하기 어려운 경우가 있다.

滋陰至寶湯은 후세방 중 하나로 구성약물을 보면 향부자·시호·지골피·작약·지모·진피·당귀·맥문동·백출·복령·패모·감초·박하로 되어 있어 구체적으로 어떻게 활용하면 좋을지 그리고 복증은 어떠할지 알기 어렵다.

이 처방 출전은 공정현(龔廷賢)의 《萬病回春》(1587년 출간)으로, 여성 질환에 관한 '虛勞'에 소요산 조문 다음으로 기재되어 있어 소요산과 밀접한 연관성이 있다고 이해할 수 있겠다.

조문에 적힌 적응증은 다음과 같다.

"婦人諸虛白損, 五勞七傷, 經脈不調, 지체가 마르는 것(肢體羸瘦)을 치료한다", "이 약은 오로지 여성 생리를 조절한다", 곧 생리불순에 사용할 수 있다고 이야기하고 있다.

"혈맥을 자윤하고 허로를 보하여 원기를 북돋아 비위를 튼튼하게 하고 심폐를 기르며 인후를 윤택하게 하고 머리와 눈을 맑게 하며 불안한 마음을 씻어내고 정신을 편안히 한다"는 여성의 불안신경증에 정신안정제로도 쓸 수 있음을 말한 것이다.

"潮熱을 끄고, 骨蒸을 제거한다"의 다음 구절은 감기 외의 다른 원인으로 발생하는 기관지염에 대한 응용으로 "喘嗽를 멈추고 痰涎을 化하며 盜汗을 멈춘다"라고 되어 있다. 소요산증을 전제로 두고 "허로, 熱咳, 땀이 있는 자에 사용한다"라고 하였다.

이 조문만 보고, 이 방제의 현대적 적용을 명확히 상상하는 것은 나 같은 凡才에게는 매우 어려운 일이다.

이럴 때 도움이 되는 것이 口訣이다. 의외라고 생각할 수도 있지만 약제정보에는 각 방제의 참고사항(사용목표=증)에 그 구결이 매우 알기 쉽게 쓰여 있다. 야마다 데루타네 선생의 긴키카이(金匱會)진료소에서 참관했을 때 선생이 이 처방을 낸 적이 있었는데 "평소에는 가미소요산을 투여하거나 투여하고 싶을 타입이 감기에 걸려서 오랜 기간 기침이 지속될 때 쓴다네. 복진 소견도 가미소요산과 거의 같다네"라고 가르쳐주시어 처음으로 이 방제의 이미지가 완성되었다.

이후 이 방제를 사용할 기회도 많아졌고 적중률도 높아지게 되었다.

증례6 오래된 기침과 누런 가래

【환자】 50세 여성

【주증상】 오래된 기침과 누런 가래

【현병력】 호소가 많은 환자로 2년 전부터 화끈거림·상열감·갑작스런 상반신 발한·초조함·불안 등으로 가미소요산을 투여하여 비교적 순조로운 경과를 보이고

있었다. 그러던 중 2주 전 감기에 걸렸다. 처음에는 일반감기약을 복용해도 낫지 않아 근처 호흡기내과에 방문하여 기관지염이라는 소견을 듣고 항생제와 진해제를 처방받았으나, 효과는 전혀 없이 두근거림이 생기고 손이 떨리며, 왠지 모르게 기분이 좋지 않고, 잠도 잘 자지 못하게 되어 본원에 내원했다. 기관지 확장제 프로카테롤염산염과 테오필린 복용 중.

【한방진찰】 키 157cm, 몸무게 52kg. 혈압 132/84mmHg. 맥은 우측 細 좌측 弦하고 약간 數. 설은 약간 붉고 胖·齒痕·백태. 복진상 복력이 약간 약하고 우측 흉협고만, 심하비경·臍上悸·경미한 복직근 拘攣, 우하복부에 어혈로 생각되는 압통. 振水音 있음.

【치료경과】 평소 가미소요산을 복용 중이던 환자로 2주 전부터 계속되는 기침과 누런 가래가 있지만, 양약에 너무 민감한 반응을 보여 '이것밖에 없다'라고 생각하여 자음지보탕 엑스제(9.0g/일, 3회 분복)를 처방하였다.

1주 후 내원. 복용 다음 날 두근거림과 불안이 진정되었고, 2일 후에는 기침과 가래가 조금씩 가벼워졌다. 3일째 밤에는 잘 잤다. 그 후 순식간에 개선되어 현재는 기침과 가래도 전혀 나오지 않아 기분도 좋아졌다고 한다. 4일분을 추가 처방한 후 중지하였고, 그 후에는 다시 평소대로 가미소요산을 복용하게 하였다.

【코멘트】 약제정보 '효능 효과'에는 '허약한 사람의 만성 기침과 가래'라고 되어 있으나, 口訣로는 "가미소요산 타입인 사람이 감기에 걸리거나 오랫동안 기침과 가래가 지속될 때 사용한다"라고 기억해 두면 좋다. 물론 신경질적이며 허약한 남성에게도 효과가 좋다.

또한 호소가 많은 여성에게 가미소요산을 처방하였지만, 전혀 효과가 없을 때 자음지보탕으로 바꾸면 의외로 효과가 있는 경우가 있다. 향부자가 들어가 있기 때문이라고 생각한다. 특히 식욕부진과 전신권태감, 수면 중 발한이 두드러질 때이다.

덧붙이자면 향부자의 효능이 《중의임상을 위한 중약학》에는 '理氣解鬱과 調經止血'이라고 되어 있다.

肺中冷에 해당하는 오래된 기침에는 인삼탕

증례7 1개월 이상 지속되는 기침

【환자】 33세 여성

【주증상】 1개월 이상 지속되는 기침

【현병력】 X년 1월 10일, 추운 날씨에 얇게 입고 외출한 뒤 추위를 타게 되었다. 감기 초기에 비교적 잘 나타나는 콧물·두통 등은 일반감기약으로 멈췄지만, 그 후 특히 실외에서 한기에 노출되면 나오는 마른기침이 1개월 이상 지속되고 있다. 2월 13일에 내원했다. 원래 냉증이며 소변색이 옅고 짧으며, 나오는 양도 적다. 특히 맑은 침이 많아서 흐를 정도이다.

【한방진찰】 키 157cm, 몸무게 50kg. 혈압 112/78mm/Hg. 맥은 沈細. 손발이 차고 복진상 심하비경이 있으며 누르면 차게 느껴졌다.

【치료경과】 '肺中冷'으로 감초건강탕 적응증으로 생각했다. 《金匱要略》 원문에는 '침이 흘러내려도 기침은 하지 않는 경우'라고 되어 있기는 하지만, 과거의 내 경험으로는 기침이 제법 있었다. 복진에서 확인된 심하비경 소견에 근거하여, 감초건강탕의 方意도 포함되어 있는 인삼탕을 엑스제로 7.5g/일 3회 분복하도록 처방했다.

2일 후 내원. 기침과 냉증은 초진 시의 3/10 정도가 되었다. 2주 후 기침은 완전히 사라졌고, 이번에는 수족냉증을 치료하고 싶다고 하여 당귀작약산으로 변경하였다.

【코멘트】 肺中冷에 대해 《金匱要略》〈肺痿肺癰咳嗽上氣病篇〉에서는 "肺痿, 침이 흘러나오고 기침을 하지 않더라도 갈증이 없고 반드시 잔뇨가 있으며 소변을 자주 본다. 上虛하여 下를 제어하지 못하기 때문이다. 이것이 肺中冷이다. 반드시 어지럽고 침이 많다. 감초건강탕으로 따뜻하게 한다[肺痿吐涎沫而不咳者, 其人不渴, 必遺尿, 小便數, 所以然者, 以上虛不能制下故也. 此爲肺中冷, 必眩, 多涎唾, 甘草乾薑湯以溫之]"라고 기술하고 있다. 그렇다고는 하지만, 폐중냉을 폐위의 일종으로 간주하는 것이 맞을까? 같은 책의 정의에 따르면, '열이 상초에 있으면 기침에 의해 폐위가 된다'라고 하였고, 그렇게 된 원인으로 '혹은 발한에 의해, 혹은 구토에 의해, 혹은 消渴, 소변을 자주 보는 것에

의해……거듭 진액을 잃는다'라고 되어 있어 세균감염 등에 의한 實熱이 아닌, 여러 원인으로 진액을 잃게 되어 발생한 허열로 燥한 상태로 생각할 수 있기 때문이다.

반면, 폐중냉은 폐의 虛寒 상태이므로 폐위의 정의와 뭔가 다르지 않나 생각할 수도 있겠지만 임상적으로는 폐중냉이 폐위인지 아닌지는 중요한 문제가 아니다. 이렇게 이야기하면 識者가 화낼지도 모르나 중요한 것은 이러한 상태에 감초건강탕으로 몸 내부를 따뜻하게 하면 개선할 수 있다는 점이다.

나는 체질적으로 허증이며, 냉한 사람이 外寒으로 몸이 식거나 차가운 공기를 마시거나 한 것을 계기로 물 같은 콧물과 가래가 계속 나오며, 특히 평소에도 맑은 침이 많이 나오고, 소변이 짧고 옅으며, 양이 비교적 많은 경향이 있을 때, 효과를 보고 있다.

감초·건강이 들어간 방제로는 인삼탕 외에 소청룡탕·영강출감탕·영감강미신하인탕이 있다. 모두 양약에는 없는 효과를 발휘하므로 알아두면 도움이 될 것이다.

腎性 기침

《黃帝內經素問》〈咳論篇〉에 "황제가 묻길, 肺는 사람으로 하여금 기침을 하게 만드는데 어째서인가? 기백이 대답하여 말하길, 오장육부는 모두 사람이 기침하게 만들 수 있습니다. 폐만 그런 것은 아닙니다[黃帝問曰, 肺之令人咳何也? 岐伯對曰, 五藏六府皆令人咳, 非獨肺也]", "腎咳는 다음과 같은 양상을 보입니다. 기침하면 바로 腰背가 서로 당기어 아프고 심하면 바로 咳涎합니다[腎咳之狀, 咳則腰背相引而痛, 甚則咳涎]"라고 하였다.

이 내용은 노인성 완고한 기침을 치료할 때 《傷寒論》과 《金匱要略》의 〈肺痿肺癰咳嗽上氣病篇〉과 〈痰飮咳嗽病篇〉의 방제로 효과가 충분치 않다면, 차선책으로 머리에 넣어 두면 유용하다.

腎性 기침의 포인트는 ①고령자, ②깊은숨을 들이마시지 못함(중의학에서 腎은 納氣를 주관한다), ③기침을 하면 허리에 울림이 있거나 요실금을 한다, ④일반적인 신허증상이 보인다, 이렇게 3가지이다.

치료 시 팔미환을 기본으로 생각하지만 동반되는 허열 및 허한 증상에 따라 육미환·우차신기환을 감별하여 사용한다. 단독으로도 꽤 효과가 있지만 조금 부족할 때, 엑스제로 맥문동탕·영감강미신하인탕을 합방하면 더욱 좋다.

증례8 기관지확장증·기관지천식에 팔미지황환가미

【환자】 85세 여성

【현병력】 수년 전부터 이어져 온 만성기침으로 종합병원 호흡기내과에서 기관지확장증·기관지천식으로 진단받고 매일 기관지 확장제 튤로부테롤 염산염 테이프를 붙이고, 진해제 덱스트로메토르판·기관지 확장제 테오필린·천식치료제 몬테루카스트나트륨을 복용해왔으나 전혀 효과가 없어 X년 10월 20일 내원하였다. 입이 마른다. 허리와 무릎이 좋지 않다. 기침을 하면 허리에 울림이 있다. 숨을 깊게 들이마실 수 없다.

【한방진찰】 키 156cm, 몸무게 56kg. 혈압 120/80mmHg. 복력 중등도이며 少腹不仁이 확인되었다.

【치료경과】 양약 효과가 없었던 점과 한방적 진찰소견을 참고하여 腎性 기침으로 생각했다. 탕약으로 팔미지황환 가 맥문동·오미자·인삼·행인을 처방하였다. 2주 후 야간 기침은 거의 나오지 않게 되었다. 1개월 후 기침은 전혀 나오지 않게 되었다. 허리와 발의 무거움도 좋아졌다. 이번엔 무릎을 치료하고 싶다고 하여 이전 처방에 방기황기탕을 추가하였고, 1개월 후에는 이것도 좋아졌다고 하였다. 그 후 반년간 계속 복용하여 모든 증상이 좋아져 종료하였다.

【코멘트】 《黃帝內經素問》〈咳論篇〉에서는 "오장육부는 모두 기침을 유발하며, 폐만 유발하는 것이 아니다"라고 하였다.

최근 역류식도염의 동반증상 중 하나로 인후의 이물감과 기침이 주목받고 있다.

잠재성 심부전으로 발생하는 야간 기침도 있다. ACE억제제로 인한 것도 있다. 호소가 같은 기침이라도, 그것을 발생시킨 원인은 가지각색이라 할 수 있겠다.

두통

서양의학적 난치증례

지병으로 편두통이 있는 사람들은 종종 '편두통이 없는 사람은 절대 이 괴로움과 고통을 이해 못한다'라고 한다. 나는 편두통을 앓아 본 적이 없어 의학적인 병명으로 이해한다. 특히 편두통은 전조(아우라)가 있는데, 전조 이후 극심한 두통 발작이 일어나고 경우에 따라서는 오심, 때로는 구토하기도 한다.

최근에 트립탄 계열 약물이 특효약으로 활용되고 있다. 다만 약값이 매우 비싸고 사용 시 여러 주의사항이 있다. 예를 들면 이전에 자주 사용되었던 에르고타민과의 병용은 금기이다. 또 정신건강의학과 전문의가 아닌 의사라도 우울증 등에 자주 처방하는 SSRI는 트립탄의 작용을 증강시키므로 병용 시 주의가 필요하다는 등의 제한이 있어서 좀처럼 손쉽게 사용하기 어렵다.[1]

이른바 습관성 두통은 일차성일 경우, 서양의학적으로는 편두통·긴장형두통·군발두통으로 분류된다(국제두통분류 제3판, ICHD-3). 습관성 두통의 가이드라인상 치료법은 지극히 단순해서 트립탄계 약제·비스테로이드성소염진통제·근이완제를 사용하는 것으로 되어 있다. 경우에 따라 항전간제인 발프로산나트륨 등을 사용하기도 하지만 본원에 내원하는 환자들은 그러한 약물로도 좀처럼 호전이 되지 않아 서양의학적으로는 난치례에 해당한다.

난치례더라도 한방의학적으로는 처방증이 확실한 경우가 있다. 예를 들면 水滯나 寒이 얽힌 병태는 서양의학적으로 어떻게 해도 치료가 어려운 영역이지만 한방의학적으로는 대응하기 쉽다. 몇 가지 증례를 소개하면서 구체적인 활용법을 설명하겠다.

증례1 오령산

【환자】 51세 여성

【주증상】 비 오거나 흐린 날씨의 두통. 문진표의 주증상과 어쩐지 부어 보이는

얼굴을 본 순간 오령산 적응증이라 생각하였으나 일단 루틴대로 현병력을 확인하였다.

【현병력】 작년에 이직하여 오이타로 이사하게 되었다. 그때 허리가 아팠으나 침치료 후 조금씩 나아졌다. 생리주기가 늦어져, 한 번씩 산부인과에 방문하여 호르몬제를 복용하고 있다. 작년 4월부터 특히 비가 오거나 흐릴 때 엄습해 오는 격심한 두통을 한방으로 해결하고자 하여 내원했다. 문진상 몸 전체가 부은 느낌, 갈증이 있어 물은 마시고 싶지만, 소변 배출이 원활치 않다. 땀이 난다고 한다. 두통은 기압 변동 시 특히 심하여 메슥거리다가 토할 때가 있다. 수족냉증은 없다.

【한방진찰】 키 155cm, 몸무게 53kg. 혈압은 160/106mmHg이지만 현재 혈압강하제 복용은 하고 있지 않다. 아버지는 고혈압으로 치료 중. 맥은 沈弦滑. 복력은 중등도이며 臍上에서 복부대동맥 박동을 촉지할 수 있었다. 위내정수(+), 발목부위 가벼운 부종.

【치료경과】 고민하지 않고 오령산 엑스제를 투여하였다. 2주 후 내원. 복용 후 수 시간 만에 갑자기 소변이 나왔고, 이어서 두통이 순식간에 완화되었다고 했다. 슬슬 장마철에 들어갈 시기여서 계속 복용하도록 했다. 12개월 지난 현재까지 두통도 구역감도 없으며 부종도 소실되어 편하게 지낸다고 하였다. "선생님께 말하진 않았지만 자주 있던 어지럼증도 없어졌어요"라고도 했다. 환자는 "선생님, 한방은 참 신기하네요. 오령산만으로 제 지병이 전부 없어지다니요!"라며 놀랐다.

【코멘트】 양약 중에는 水毒에 딱 맞는 약제가 없다. 오령산은 푸로세마이드와 스피로놀락톤 같은 이뇨제와는 다른 기전으로 효력을 발휘하며 응용범위가 매우 넓다. 또한 NSAIDs가 잘 듣지 않는 요통은 수독이 그 배경에 있는 경우가 있어서 오령산이 잘 듣는 경우가 있다. 하나 더, 효과가 없는 경우에는 방기황기탕을 합방하면 좋다.

또한 疝이 관계된 경우에는 아사다 소하쿠(淺田宗伯)가 《勿誤藥室方函口訣》에서 '오두계지탕과 당귀사역탕을 사용해도 전혀 허리가 펴지지 않는다면, 오령산에 회향을 가하면 대단히 효과가 있다'라고 한 것이 참고가 된다.

엑스제를 사용할 때는 안중산을 합방한다. 내 경험으로는 이 합방을 사용한 빈도가 특히 높다.

증례2 당귀사역가오수유생강탕

【환자】 34세 여성

【주증상】 특히 생리 전과 날씨가 안 좋을 때 심해지는 양쪽 관자놀이의 통증

【현병력】 20세 때부터 직장에 다니기 시작했다. 직장의 담배 냄새가 싫어서 신선한 공기를 마시고자 겨울이면 밖으로 자주 나갔다. 잠깐 찬바람을 쐬면 갑자기 양쪽 관자놀이가 욱신욱신하며 아파지기 시작했다. 당황하여 사무실에 돌아와 몸이 따뜻해지면 겨우 진정되었다. 이후 생리 전이나 날씨가 안 좋을 때, 그리고 날씨가 몹시 추울 때 관자놀이에 심한 통증이 생기게 되었다. 심해지면 헛구역질과 경우에 따라서는 토하기도 하였다. 그럴 때마다 손발이 이상하게 찼다.

【한방진찰】 키 158cm, 몸무게 46kg. 혈압 112/76mmHg. 맥은 沈細. 얼굴은 약간 창백하고 촉진상 손발이 차게 느껴졌다. 복진상 복력이 약간 약하고 우측에 가벼운 흉협고만, 臍上悸, 양 서혜부에 압통이 보였다. 이 경우 우측 흉협고만을 어떻게 생각할 것인가가 포인트이다. 즉, 肝厥로 판단할 것인가이다.

【치료경과】 오수유탕 적응증으로 생각하였다. 특히 추위에 노출되면 심해진다고 했으므로 오적산과 당귀사역가오수유생강탕도 감별후보로 고려하였으나, 항배강직이 있어서 우선 계지가갈근탕 합 오수유탕을 엑스제로 처방하였다. 2주 후 내원. 효과는 아직 미진하여 생리 전이면 다시 심해지는 관자놀이 통증이 있었다고 했다. 날씨가 안 좋을 때 심하다고 하여 오령산을 처방하였으나 역시 효과가 없어 다시 검토했다. 눈부터 관자놀이에 이르는 심한 통증, 서혜부 압통이 있으며, 예전에 겨울이면 자주 가벼운 동상이 생겼다고 했다. 역시 寒이 관련된 것 같았다. 또한 수족냉증이 있었기 때문에 厥陰肝經이 관계되어 있다고 생각하여 당귀사역가오수유생강탕 엑스제로 바꾸었다.

2주 후 내원. 생리 전임에도 관계없이 드라마틱한 효과가 있었다. '이런 가벼운 느낌은 오랜만이에요'라고 했다. 이후 계속 복용하여 매우 상쾌해졌다.

【코멘트】 처음부터 이 방제를 떠올렸다면 좋았을 텐데 몹시 안타깝다. 寒과 관

계있다는 것에 포인트를 두었어야 했다. 이 방제는 응용범위가 매우 넓다.[2]

증례3 도핵승기탕

【환자】 13세 여성

【주증상】 생리 전 심해지는 두통

【현병력】 초등학교 5학년 때 생리를 시작했다. 생리통이 심하고 덩어리가 섞여 있다. 초등학교 6학년 때부터 생리 3~4일 전이 되면 때때로 심한 두통이 생기고, 다른 사람이 된 것처럼 화내는 경향이 생겨 심할 때는 물건을 던지기도 하게 되었다. 생리가 시작되면 거짓말처럼 평정을 되찾는다. 변비가 심해서 변을 10~14일에 1회 본다. 이러한 점을 보아 도핵승기탕 正證이라고 생각했다.

【한방진찰】 키 149cm, 몸무게 46kg. 맥은 沈實. 복력은 중등도이며 심하비경, 左下腹에 어혈로 생각되는 확실한 압통이 보였다.

【치료경과】 도핵승기탕 엑스제를 처방. 복용 후 매일 변을 보게 되었고, 그에 따라 심한 두통도 없어지게 되었다. 이후 반년간 복용하여 생리 전 두통과 생리통이 모두 사라져 복용을 중단했다.

【코멘트】 도핵승기탕 적응증이 되는 어혈과 관계된 두통은 꽤 있다. 증에 맞으면 그 효과는 드라마틱하다. 이 증례는 변비와 월경곤란, 두통이 있을 때의 '미친 듯한 상태'였다. 여기에 실증으로 보이는 복진상 좌하복부 저항과 압통이 있어 도핵승기탕이 제1선택약(first choice)이 된다고 생각하였다.

보충

같은 두통이라도 한방의 독특한 개념에 근거한 '同病異治'가 중요하다. 근긴장성두통에는 갈근탕을 기본으로 하면서 수독이 배경이면 오령산, 어혈이면 계지복령환 같은 구어혈제를 합방하여 사용한다. 또한 편두통에 寒이 있는 경우에는 오수유탕, 脾虛인 경우에는 반하백출천마탕을 사용한다. 군발두통은 종합적으로 증을 보고 적절한 방제를 선택하지만, 마지막 방책으로 청상견통탕도 후보 중 하나가 될 수 있다.[3]

【참고문헌】

1) 今日の治療薬. 江南堂, 2014, p.888.

2) 織部和宏. 当帰四逆加呉茱萸生姜湯の多面的応用について. 漢方の臨床, 2014, 61(2), p.243.

3) 織部和宏. 漢方は頭痛治療にあたり, どのように方剤を選択するか. 日本医事新報. 2018, 3(10), p.60-61.

불면증

현대사회를 "스트레스 사회"라고 부른다. 특히 우울증을 앓는 사람이 늘면서, 멘탈케어가 여러 직장에서 중요시되고 있다. 우울증 초기증상 중 하나가 불면인데 '아버님, 요새 잘 주무시나요?' 같은 말이 매스컴에 자주 오르내린다. 우울증은 아니더라도 불면은 만병의 근원으로 여겨지는데, 불면이 지속되면 고혈압이나 기타 생활습관병의 악화인자가 될 수 있다. 조금이라도 잠을 못 자면 수면 노이로제가 생겨 수면제를 타러 내원하는 사람이 증가하고 있다. 의사들도 안이하게 처방하는 경우가 상당히 있는 듯하다. 이런 상황에서 본원에도 '한방약 중에도 잠을 잘 오게 하는 약이 있나요?'라며 내원하는 환자가 증가하고 있다.

《古今方彙》의 4처방

《古今方彙》의 '不寐'에는 다음 4가지 처방이 수록되어 있다.

① 高枕無憂散

'베개를 높여 두면 근심이 없다'라고 하니 장난스럽다고 할까? 멋지다고 해야 할까? 이름이 묘해서 뭔가 감동스럽기도 한데, 그 적응증은 '心膽虛怯하여 밤낮으로 잠을 이룰 수 없을' 때, 곧 깜짝 놀라거나 무서운 경험을 하여 마음이 불안하고 안정되지 않아 잠을 잘 수 없는 경우 복용할 수 있다. Post Traumatic Stress Disorder(PTSD)에도 응용할 수 있을 것 같다.

구성약물은 진피·반하·복령·지실·죽여·맥문동·용안육·석고·인삼·감초·(산조인)이다. 요약하자면 온담탕가미방이다. 엑스제로는 죽여온담탕으로 충분히 대용할 수 있다. 약제정보에는 '독감, 감기, 폐렴 회복기에 열이 장기간 지속되거나 혹은 열이 내리더라도 기분이 상쾌하지 않고, 기침이나 가래가 많아 편히 자지 못하는 경우'라고 되어 있어, 이 방제는 마치 기관지염이 장기화되었을 때 사용할 수 있는 것처럼 보이지만 처방명에 '溫膽'이 붙어 있듯 여러 원인으로 담력이 식었을 때(약해졌을 때) 사용하는 것이 원래의 의도이므로 불면증을 포함하여 조금 더 폭넓게 사용할 수 있다. 나는 PTSD 증례에 이 방제에 귀비탕과 향소산을 합방하여 효과를 보았다.

② 酸棗仁湯

《古今方彙》 처방은 《萬病回春》을 출전으로 하며, 이 처방은 《金匱要略》〈血痺虛勞病篇〉에 "虛勞, 虛煩, 잠을 못 자는 것에는……"이라 기록되어 있어 초조함이 심한 사람이나 진짜 우울증으로 인한 불면에는 대체로 효과가 없다. 체력이나 기력을 소모하여 피로에 찌든 사람이 숙면하지 못하는 케이스에 사용하면 좋다. 처음에는 3포를 아침·저녁·취침 전에 복용하도록 하고 개선이 되면 취침 전에만 복용해도 숙면이 가능해진다. 결국은 복용하지 않고도 자연스럽게 잘 수 있게 되는 것이 한방의 특징이다. 습관성이 생겨 점점 양을 늘려야 효과가 나고, 갑자기 중지하면 리바운드 현상이 생기는 벤조디아제핀계열 수면제와의 차이점이다.

③ 養心湯

양심탕의 출전인 《壽世保元》에는 "공무에 시달려 痰이 많아져, 적게 자고 心神이 안정되지 못한 것을 치료한다"라고 되어 있으며, 구성약재는 인삼·맥문동·황련·백복령·복신·당귀·백작약·원지·진피·산조인·백자인·감초·연자육 13가지이다. 이 방제는 귀비탕 엑스제로 대용할 수 있다. 성실한 근로자의 우울상태에 사용해볼 수 있다. 귀비탕은 아사다 소하쿠(淺田宗伯)의 《勿誤藥室方函口訣》에 "思慮가 과다해서 心神脾를 勞傷하여 健忘, 怔忡하는 것을 치료한다"라고 기술되어 있다. 나는 약간 우울경향인 고령자의 인지장애 초기에 향소산 엑스제를 합방하여 처방하는데, 꽤 만족스러운 결과를 얻고 있다. 또한 "血을 통섭하지 못하여 吐血, 衄血, 또는 下血하는 것을 치료한다"라고도 되어 있어서, 사지에 멍이 보이면 특히 더욱 자신 있게 사용하고 있다.

야마다 교코(山田業廣, 1808~1881)는 《椿庭先生夜話》에서 "한 부인이 있었는데, 癎症(지금의 신경증)을 앓고 있었다. 그녀가 치료를 청했다"면서, 부인이 말하길 "간증이지만 반드시 귀비탕은 사용하지는 말아달라"고 했다고 하였다. 그 이유를 묻자 "몇 년 전, 남편이 간증을 앓아 한 의원이 허증으로 보아 귀비탕을 사용했더니 갑자기 上逆發狂하여 스스로 목숨을 끊었습니다"라고 하였다. 야마다 교코는 당시 이 이야기를 믿지 않았지만, 후에 "한 부인이 癎症이며 虛證 같은 모습으로 보였다. 그래서 귀비탕을 사용했는데, 갑자기 발광하여 스스로 우물에 빠져 죽어 버렸다", "한 남성이 癎症으로 상당한 허증이었다. 귀비탕을 사용하자 1년 정도 만에 모두 나았다"라고 썼다. "귀비탕은 증에 적중하면 신효를 볼 수 있다"라고 했지만, "한번 잘못되면 사람을 죽일 정도의 역효과가 난다. 차근하고 신중히 허실을 판별하여 사용해야만 한다"며 각별히 주의점을 코멘트했다. 같은 증상을 보이더라도 뭔가 여력이 남아 있는 실증에는 사용해서는 안 된다는 이야기이다.

④ 安神復醒湯

'불면을 치료하는 처방이다'라는 적응증이 나와 있다. 심한 우울증이나 노이로제 같은 정신건강의학과 영역의 불면이 아닌, 심각한 고민도 없이 '최근 왠지 모르게 잠을 못 잔다'라고 할 때 사용하면 좋겠다.

구성약재는 당귀·천궁·백작약·지황·익지인·산조인·원지·산약·용안육·생강·대조이며, '心血虛+肝血虛'용 방제이다. 엑스제로 대용하려면 귀비탕 합 사물탕으로 충분하다. 귀비탕은 '심혈허+脾氣虛' 방제로 사군자탕 구성약재가 들어 있어, 기도 보할 수 있고, 위에도 부담이 덜하여 복용하기 편하다. 肝鬱 상황이 있으면 가미귀비탕을 사용한다.

증례

정신건강의학과의 전문적 치료를 필요로 하는 증례는 빼고 소개하겠다.

증례1 安神復醒湯

【환자】 61세 여성

【현병력】 남편과 둘이서 한가로이 살다가 매일 손자를 돌보게 되었다. 그러던 중 상기·이명·불면이 생겼고, 때때로 초조하여 내원하게 되었다.

【한방진찰】 체격·영양상태는 중등도. 혈압 154/90mmHg. 맥은 沈弦細. 복력은 약간 약하고 우측에 가벼운 胸脇苦滿, 臍上悸를 보였다.

【치료경과】 시호계지건강탕 합 여신산을 엑스제로 투여한 결과, 반년 후 모두

개선되었다. 그러나 TV를 매일 밤늦게까지 보다가 밤을 새우게 되는 등 최근 1주간 잠들기 힘들었다고 했다. 그래서 안신복성산의 방의로 귀비탕 합 사물탕 엑스제 각 2.5g을 취침 전에 복용하게 하자, 3일째부터 기분 편히 잘 수 있게 되었다고 했다. 1주일분 처방한 뒤에 종료했다.

증례2 안신복성탕

【환자】 51세 남성

【현병력】 입 주위의 다발성 농가진으로 내원했다. 이 증상은 십미패독탕 합 계지복령환 가 의이인 엑스제로 순조로이 개선되었지만, 일에 대해 여러 가지 생각을 하다 보면 잠을 이룰 수 없는 날이 계속되고 있다고 하였다.

【치료경과】 안신복성탕의 방의로 귀비탕 합 사물탕 엑스제 각 2.5g을 취침 전에 복용하도록 했다. 1개월 후 내원했을 때, 복용 1주 후부터 기분이 편해져 잘 잘 수 있게 되었고, 다음 날 아침 눈뜰 때 개운하였으며, 꿈으로 뒤척이는 일 없이 편해졌다. 건강해졌고 피부상태도 좋아졌다고 하여, 한동안 복용하게 했다.

【코멘트】 안신복성탕은 양약 불면증치료제 졸피뎀이나 브로티졸람을 사용할 만한 증례에 적합하다고 생각한다. 물론 肝鬱이 심한 타입의 불면, 心火上炎으로 못 자는 사람에게는 적합하지 않다. 이 증례에는 증을 살펴 시호가용골모려탕이나 억간산, 황련해독탕을 고려한다.

증례3 죽여온담탕과 억간산

【환자】 47세 여성

【주증상】 결정장애와 불면

【현병력】 평소 이런저런 일을 걱정하는 신경질적인 성격으로 이혼 경험이 있다. X년 4월, 회사 부서 책임자가 되었는데, 부하에게 지시나 일 진행 관련 판단을 좀처럼 내리지 못하고, 이런저런 생각을 하다가 잠을 못 자게 되었다. 수면부족이 이어져, 정서불안이 심해진 상태로 같은 해 6월 내원했다.

【한방진찰】 키 154cm, 몸무게 44kg. 혈압 128/74mmHg. 맥은 沈하며, 좌측은 弦細, 우측은 細하다. 설은 淡紅·胖·齒痕·白膩苔. 복진상 복력은 중등도, 우측

에 胸脇苦滿, 臍上悸가 나타났다.

【치료경과】 우왕좌왕으로 인한 불면으로 진단했다. 《黃帝內經素問》〈靈蘭秘典論篇〉에 "膽者, 中正之官, 決斷出焉"이라 되어 있어, 이 환자가 호소한 불면의 원인을 담의 이상, 곧 膽寒이라 생각했다. 치료로는 溫膽하는 것이 좋다고 보았다. 죽여온담탕 엑스제 2.5g을 취침 전에 복용하게 했다. 다만 肝氣亢進도 있었기 때문에 억간산 엑스제 2.5g을 병용했다. 효과는 드라마틱하여 곧장 숙면할 수 있게 되었다는 보고를 받았다.

【코멘트】 불면이 발생하는 원인은 다양한데, 특히 벤조디아제핀계 수면제를 사용하지 않고, 한방만으로 질 좋은 수면을 취할 수 있다. 양약과 달리 한방약에는 습관성이 없고, 계속 약을 복용하지 않더라도 잘 수 있게 되는 경우가 많다.

피부질환

피부질환의 표준치료를 생각해보자

현재 나는 한방 위주로 진료하고 있지만, 대학에서는 결합조직질환과 그 소화기병을 주로 연구했고, 임상 파트에서는 순환기·호흡기·소화기를 전문으로 했다. 최근에는 그 당시의 전문성이 싹 사라졌음을 절실히 느끼고 있다.

한방을 공부하고, 그것을 위주로 개업하면서, 부인과·피부과·통증질환을 포함하여 정말 다양한 영역에 걸친 환자를 진료하게 되었다.

예를 들자면 피부질환도 보게 되었다. 본원에 다녀간 환자들은 피부과 표준치료로 낫지 않는 경우이다. 서양의학 저널을 보면, 아토피피부염 치료로 스테로이드 외용제를 경중에 따라 구분하여 사용하거나 국소요법으로 얼굴에 면역억제제 타크롤리무스 연고, 전신 특히 사지체간의 건조부위에 목욕 직후 헤파린 유사물질를 외용하거나 또는 전신요법으로 항히스타민제 펙소페나딘을 2T/일로 복용하게 한다.[1] 접촉피부염도 같은 치료내용이다. 피지결핍피부염도 같다. 그러나 나의 경험에 의하면 이 병태에는 당귀음자 쪽이 훨씬 효과가 있다.

지루피부염·일광피부염·손 습진에는 모두 스테로이드 외용제와 항알레르기제 복용이 기본으로 되어 있다. 벌레 물림·피부소양증(이것도 피부건조가 원인이라면 당귀음자가 좋다)·두드러기에도 항알레르기제 복용이 첫 번째 선택지이다.

본원에는 이러한 표준치료로 잘 개선되지 않던 환자가 스스로 내원하거나, 피부과 전문의 소개를 받는 경우가 대부분으로, 표준 치료로는 해결되지 않는 증례뿐이다. 꽤나 머리를 써야 하는 상황에 놓이게 된다.

한방의학 이론으로 두 번째, 세 번째 선택지를 생각하자

나의 스승 야마다 데루타네(山田光胤) 선생과 동양의학계의 리더인 데라사와 가쓰토시(寺澤捷年) 선생 같은 명의 클래스는 예외지만, 나 같은 평범한 한방의는 치료 시 교과서적 처방으로 좀처럼 좋아지지 않을 때를 대비하여 항상 두 번째, 세 번째 선택지를 생각해 두어야 한다. 야구로 말하자면 마무리 에이스 같은 것이다. 실제 현장에서는 선발이 완투하지 못하는 경우가 많다. 물론 현재 내 실력을 기준으로 말하는 것이다.

최근에는 아토피피부염을 비롯하여 건선 같은 서양의학적으로 난치피부질환에 해당하는 환자가 한방치료를 하러 오는 경우가 많아졌다. 강력한 스테로이드 외용제나 내복약으로도 거의 효과가 없고, 또 새로운 치료약도 효과가 없다며 내원하기 때문에 壞病 중에도 괴병이다. 진료실에 들어올 때 望診을 한순간 피하고 싶은 충동을 필사적으로 억누르며 '아이 앰 닥터'라고 마음속에서 몇 번이고 외치며 진료할 때도 있다.

난치피부질환은 엑스제만으로는 치료가 어렵다. 다만 난치화된 배경에 어혈이 있는 경우가 있어서 그럴 때는 허실과 변비의 유무를 고려하여, 각종 구어혈제를 단독 또는 합방, 병용하면 빠르게 개선된다. 건선도 그렇다. 완고한 두드러기·아토피피부염에도 구어혈제를 합방하면 皮疹이 금방 낫는 것을 종종 경험하고 있다.

다음 제1선택지는 근본 개선책이다. 五臟六腑論에서는 피부가 폐와 관계가 깊고, 또한 폐의 모(母)는 脾이므로 거기서부터 치료법을 세운다. 비위제(脾胃劑, 사군자탕·육군자탕·보중익기탕 등)를 위주로 사용한다.

게다가 모든 방책이 다한 것 같은 때 사용할 수 있는 비장의 무기가 두 가지 있다. 하나는 氣血兩虛로 보아 십전대보탕을 사용해보는 것. 또 하나는 裏寒이 심해서 치유력이 극단적으로 떨어져 있다고 생각될 때 사역탕(감초·건강·부자)이나 사역가인삼탕·복령사역탕을 후보로 넣는다.

서양의학적으로 단순히 피부염으로 진단되었더라도, 한방의 본질은 四診을 사용한 辨證論治임이 중요한 것이다.

건선

건선에는 온청음을 기본으로 몇 가지 약재(형개·연교·박속·석고·아교 등)를 가미하여 사용하는 경우가 많다. 그것으로 잘 개선되지 않으면 구어혈제를 합방하게 되는 비율도 상당하다. 즉 두 번째 선택지이다. 그러나 이것으로도 좋아지지 않을 때 어떻게 할 것인가? 여기서 세 번째 선택지가 등장하게 된다.

증례1 30년간 고생한 건선

【환자】 65세 남성

【현병력】 30년 전부터 건선으로 고생하여 여기저기 큰 병원 피부과에 입원과 퇴원을 반복하였다. 2009년 여름 내가 주최하는 한방공부회에 참가한 N 여의사 선생에게 한방처방을 받고 약간 좋아져 반년 후 소개받아 본원에 내원했다. 그때까지 사용한 한방약은 소풍산→온청음→치두창일방이었다.

【한방진찰】 체격·영양상태는 양호, 붉은 얼굴을 한 비교적 건강한 사람으로 혈압 140/80mmHg, 맥은 沈弦, 복력은 중등도였다.

【치료경과】 우선 온청음가미를 처방했더니 皮疹은 일진일퇴를 거듭했다. 피부과에서 처방받은 비타민 D 제제 막사칼시톨로는 곧바로 재발했다. "선생님께서 처방해주실 한방약에 제 인생을 걸었어요"라고 하였다. 계지복령환 가 의이인을 합방한 결과, 2주 후 내원 시에는 금세 좋아졌으나, 4개월이 지나도록 좀처럼 완치에까지는 다다르지 못했다. 세 번째 처방으로 紫根牡蠣湯에 몇 가지 약재를 가미하여 처방하자 바로 피진이 소실되었고, 6주 후에는 거의 정상으로 생각되었다.

【코멘트】 자근모려탕은 水戸西山公의 소장방으로, '無名의 惡瘡', '頑瘡', '痒瘡瞼惡證'을 치료한다고 하였다. 야마다 데루타네 선생은 암환자에게 십전대보탕 등에 구름버섯과 자근모려탕에 들어 있는 자근·모려를 가미하여 서양의학적 치료만으로는 경험할 수 없는 훌륭한 효과를 올렸다. 나도 암환자에게 자주 사용하지만 기존 치료법으로 좀처럼 개선되지 않는 피부질환에 사용하여 많은 효과를 얻고 있다. 본 증례는 비록 1례이지만, 한방치료를 할 때는 항상 두 번째, 그리고 세 번째 선택지도 가지고 있는 것이 중요하다.[2]

두드러기

두드러기의 원인을 찾는 것은 매우 중요하지만, 찾지 못하는 경우도 많다. 서양의학에서는 항알레르기제를 사용하지만, 증상이 심할 때는 스테로이드제를 사용한다.

한방의학에서는 급성과 만성 타입으로 나누며, 한·열에 근거하여 처방을 결정하는 것이 기본이다. 熱性인 경우, 인진오령산을 기본으로 황련해독탕이나 삼황사심탕·월비가출탕이나 때로는 용담사간탕을 합방할 때가 많다. 寒性인 경우, 진무탕이나 인삼탕을 기본으로 하고 때로는 마황부자세신탕을 단독 혹은 합방하여 사용한다.

한방약은 항알레르기제와 달리 졸음이나 휘청거림·갈증 등의 부작용이 없으므로 고령자에게 안심하고 사용할 수 있다.

두드러기 한방치료에 관해 몇 가지 증례를 제시하고 해설할 것인데, 포인트는 同病異治이다.

증례2 열성 두드러기에 여신산 합 인진오령산

【환자】 54세 여성

【주증상】 열성 두드러기(목욕 후 몸이 따뜻해지면 나타난다)

【현병력】 올해 초 부비동염에 걸렸다. 항생제를 15일 복용하자 아프타구내염이 생겼고, 그와 동시에 목욕 후 몸이 따뜻해지면 사지를 중심으로 거의 전신에 빨간 팽진이 나타나게 되었다. 가려움이 심해 피부과에서 항알레르기제와 여신산을 처방받았다. '피부과에서 받은 약은 일단은 효과가 있었지만, 졸음과 갈증 때문에 계속 복용할 수 없었어요. 한방으로 어떻게 안 될까요?'라며 3월에 처음 내원했다.

【한방진찰】 키 158cm, 몸무게 60kg. 혈압 126/74mmHg. 물살형 타입. 혀는 淡紅, 胖, 齒痕. 맥은 沈弦滑. 복진상 복력은 중등도이며 우측에 胸脇苦滿, 양측 복직근은 攣急하고, 우하복부에 어혈로 생각되는 압통을 보였다.

【치료경과】 상기와 상열, 때때로 어지럼 등과 같은 갱년기 증상이 있었다는 점과 두드러기를 열성으로 판단한 것을 고려하여 이전에 진료했던 의사가 처방해왔던 여신산에 인진오령산 엑스제 7.5g/일(3회로 나누어 복용)을 합방하였다. 2주 후 내원했을 때, 복용 이틀 뒤부터 두드러기는 완전히 사라졌다고 했다.

그로부터 3일 뒤, 식중독(참치회, 새우, 춘권 등)으로 인한 복통과 설사로 내원했다. 이전 처방은 일단 중지하고, 황금탕 엑스제를 투여한 결과, 3일 후 치유되었다.

원래 복용하던 여신산 합 인진오령산으로 다시 복용하였고, 반년 후인 오늘까지 한 번도 두드러기가 나타나지 않았으므로 점차 감량하여 중지할 예정이다.

【코멘트】 열성 두드러기에는 水滯와 熱을 잡을 목적으로 인진오령산을 투여하는 것이 기본인데, 열적 요소가 강하다면 황련해독탕 등의 청열제를 합방해도 좋다.

한성 두드러기에 대해서는 내가 감수한 《각과 영역에서 본 냉증과 한방치료》의 ⑩피부과영역의 냉증과 한방치료에 상세히 설명해 두었으므로 참고하기를 바란다.

증례3 심인성 두드러기에 가미소요산

【환자】 41세 여성

【주증상】 1개월 이상 지속된 붉은 두드러기(심인성 두드러기)

【현병력】 최근 1개월간, 기상 후 30분~1시간 정도 상반신에 상기와 상열이 발생하고, 동시에 얼굴과 사지, 상반신에 붉은 두드러기가 발생하였다고 했다. 2시간 정도 매우 가렵다고 한다. 이런 일이 매일 반복된다. 언젠가 낫겠지 했는데, 개선될 경향이 전혀 없어 내원했다.

【한방진찰】 키 157cm, 몸무게 49kg. 舌診상 혀끝은 紅, 가장자리는 淡紅하며 胖, 齒痕, 微白滑胎. 맥은 좌측은 沈弦細, 우측은 細. 복진상 복력은 약간 약하며 우측에 가벼운 胸脇苦滿, 복직근은 양측에 가벼운 拘攣. 臍傍~臍上의 悸, 우하복부에 가벼운 압통, 振水音을 보여, 어혈이 있다고 진단했다.

【치료경과】 정신적인 부분까지 포함하여 문진해보니, 직장에서 인간관계로 다양한 고민을 하고 있었다. 식사시간과 수면도 불규칙했다. 때때로 초조하며 화를 내기도 했다. 기분 변동이 심하다.

두드러기의 배경에는 심인성이 있다고 생각했다. 설진·맥진·복진 소견을 참고하여 가미소요산 엑스제를 처방했다.

1주 후 내원했을 때, 복용 다음 날부터 두드러기는 완전히 사라졌고 기분도 거의 좋아졌다고 했다. 2주 후 두드러기가 전혀 나지 않는다고 하여 복약을 종결했다.

【코멘트】 두드러기의 원인, 악화·만성화 인자 중 하나로 심인성은 항상 머리에 넣어 둘 필요가 있다. 疏肝解鬱 작용이 있는 한방약을 단독으로 사용하면 깨끗이 좋아지는 것을 종종 경험한다. 약간 난치성인 경우에는 사물탕이나 향소산을 합방하고, 그것으로도 부족하면 형개·박속·방풍을 가미한다.

난치성 두드러기는 처음 증상이 발생한 계기를 아는 것이 근본치료의 실마리가 된다.

증례4 살짝 익힌 스테이크 섭취 후 발생한 붉은 두드러기에 복령음 합 조위승기탕

【환자】 41세 여성

【주증상】 붉은 두드러기

【현병력】 X년 9월 1일, 저녁으로 살짝 구운 스테이크를 남김없이 먹었다. 그 후 3시간 뒤, 복통·설사가 생겼으며 동시에 전신에 두드러기가 나타났다. 혈변도 있었고, 얼굴이 부었으며 목 안도 부어서 숨쉬기 힘들게 되어 구급차로 응급실에 갔다. 정맥주사 등을 시행한 뒤 회복되었지만, 퇴근할 때 즈음이면 두드러기가 나타났다. 9월 17일, 근본치료를 희망하여 본원에 내원했다.

【한방진찰】 키 168cm, 몸무게 54kg. 혈압 130/76mmHg. 맥은 沈弦細. 설은 紅舌·胖·微白苔. 복진상 복력 중등도이며 心下痞硬을 보였다.

【치료경과】 발생 계기가 설익은 스테이크를 먹은 것이었으므로, 《金匱要略》의 "횟감을 먹었는데, 心胸間에서 不化하여 토해도 배출되지 않는다면, 橘皮大黃朴硝湯으로 빠르게 下하여 제거해야 한다[鱠食之在 心胸間不化 吐復不出 速下除之 久成癥病治之方 橘皮一兩 大黃二兩 朴硝二兩]"고 한 것을 참고하여, 복령음 합 조위승기탕 엑스제를 처방했다. 5일 후 내원했을 때, 대변을 대량 매일 보았다. 기분과 몸 상태가 좋아졌고, 귀가 시 두드러기도 가벼워졌다. 다시 5일 뒤에는 두드러기가 완전히 사라졌다. 그 후, 1주간 복용하고 중단했다.

【코멘트】 후지하라 겐(藤平 健) 선생의 《類聚方廣義解說》에 수록된 귤피박초탕 해설에 "이 처방은 수년 전 생선 때문에 식중독이 발생했던 적이 있는데, 그

후 가끔 두드러기가 생겨 고민하던 사람에게 사용하여 좋은 효과를 낸 적이 종종 있다"라고 적혀 있던 점을 참고했다.

증례5 고정 두드러기(痒疹)에 십미패독탕

【환자】 31세 여성

【주증상】 全身痒疹

과거력, 가족력: 특별한 점 없음

【현병력】 출산 후, 양팔에 두드러기가 발생했다. 근처 의원에서 다양한 치료를 받아봤지만 개선되지 않았고, 오히려 전신으로 퍼져나갔다. 특히 우측 둔부부터 등까지 증상이 심각했다. 피부과에서 진료받은 결과, 고정 두드러기(양진)으로 진단되었고, 다양한 약을 복용해봤고, 스테로이드 연고를 중심으로 한 외용약도 사용했지만, 개선될 경향이 전혀 없었다. 두드러기 발생 반년 만에 본원에 내원했다.

【한방진찰】 키 168cm, 몸무게 50kg. 혈압 110/80mmHg. 요배부에서 우측 둔부에 걸쳐 산재성으로 고정 두드러기(양진)를 보였다. 한방의학적 소견으로는, 설은 약간 紅舌·胖·白苔. 맥은 좌측 沈弦細, 우측 細. 복진상 복력 중등도이며 우측에 胸脇苦滿, 우하복에 어혈로 생각되는 압통을 보였다.

【치료경과】 소양병 虛實中間證으로, 산재성 皮疹에 흉협고만을 보였다는 점에서, 십미패독탕 엑스제 7.5g/일(3회로 나누어 복용)을 처방했다. 2주 후 내원했을 때, 그토록 완고하여 치료가 어렵던 피진은 거의 소실되었고, 갈색~검은색으로 변색만 되어 있었다. 그 후 1개월분을 처방하였는데, 완치되었다고 생각하여 치료를 종결했다.

【코멘트】 십미패독탕은 하나오카 세이슈(華岡青洲, 1760~1835)의 경험방이다. 구성약재는 길경·시호·천궁·복령·방풍·감초·형개·생강·독활·앵피 총 10가지이다(다만 원방의 앵피 대신 나는 엑스제에 함유된 박속을 사용한다).

사용 포인트는 다음과 같다. 아사다 소하쿠(淺田宗伯)의 《勿誤藥室方函口訣》에는 "癰瘡 및 모든 瘡腫, 초기에 나타나는 增寒壯熱과 疼痛을 치료한다"라고 하였는데 구진·농가진·좌창이 있는 패턴, 모낭염 등 적응증은 넓은 편이다. 다만 나는 허실중간증이며 흉협고만이 나타나고, 산재성 구진이나 농가진, 痒疹을 보이는 타입이 적응증이라고 생각한다.

탕약으로 처방할 경우, 연교를 가미하거나, 특히 가려움이 심하면 선퇴를, 염증이 두드러지면 황련과 우방자를 추가하면 좋다.

증례6 등에 발생한 띠 모양 화끈거림에 치자백피탕

【환자】 80세 여성

【주증상】 등의 화끈거림

【현병력】 평소 입마름·마른기침·요통으로 자음강화탕 합 육미환을 복용 중이었다. X년 3월, "요 며칠간 등에 띠 모양으로 화끈거림이 있고 열이 난다. 특히 기상직후 심하다"라고 하였다.

【한방진찰】 키 154cm, 몸무게 45kg. 혈압 126mm/74mmHg. 말라서 근육이 드러날 정도의 음허체질이다. 설은 紅舌·無苔·裂紋, 즉 鏡面舌. 복력은 약간 약하고 배꼽 양쪽에 복직근의 拘攣, 小腹不仁이 있었다.

【치료경과】 음허에 의한 허열 패턴 중 하나로 생각하였으나, 오쓰카 게이세쓰(大塚敬節) 선생이 《증후에 따른 한방치료의 실제》에서 "치자백피탕은 체온 상승은 없으면서도 열감이 있을 때 사용하면 좋다. 이 열감은 국소적이든 전신적이든 모두 유효하다"라고 기술해 둔 것을 참고하여 치자백피탕 엑스제를 처방했다.

2주 후 내원했을 때, 복용 후 날이 갈수록 좋아져 지금은 증상이 없어졌다고 했다. 그 후 2개월간 복용한 뒤 종료했다.

【코멘트】 이 증례는 열성 두드러기와는 다른 몸의 일부, 특히 등에 띠 모양으로 열감이 있거나 화끈거릴 경우, 치자백피탕이 효과가 좋다는 예로서 제시했다. 치자백피탕은 《傷寒論》〈陽明病篇〉에서 인진호탕 조문 다음에 "傷寒身寒發熱, 梔子蘗皮湯主之"라며 등장하는 처방으로 응용범위는 실제 굉장히 넓다. 異病同治의 대표처방 중 하나이다.

시즈오카 현 아타미 시의 니노미야 후미노 선생은 안검주위 피부염에도 좋다고 하였는데, 내 경험으로도 확실히 효과가 있었다.

장척농포증

증례7 방기황기탕과 계지복령환가의이인 합방

【환자】 46세 여성

【주증상】 장척농포증

【과거력】 33세경 우측 슬부인대 파열 수술. 10년 전부터 매년 반복적으로 부비동염이 발생한다고 하였다.

【현병력】 X−1년 7월, 딱히 이렇다 할 원인 없이 양쪽 손발바닥이 가려웠다. 여기저기 농포가 있었다. 그해 8월에는 두피가 가려우면서 비듬이 늘었다. 주변 피부과에서 항알레르기제와 스테로이드가 들어간 연고를 처방받았으나 효과가 없어 X년 1월 10일 내원했다.

【한방진찰】 키 145cm, 몸무게 61kg. 작은 체형이며 물살형. 맥은 沈細. 설은 淡紅·胖·微白苔. 설하정맥은 검푸르게 부풀어 있었고 구불구불했다. 복진상 복력은 약간 약하고, 아랫배가 불룩 나왔으며 양 하복부에 어혈로 생각되는 저항감 압통이 보였다. 여름에는 더위를 몹시 타 땀을 잘 흘리고, 겨울에는 추위를 많이 타서 저체온이 된다. 항상 몸이 무겁고, 쉽게 피곤하다. 변비는 없으나 아랫배가 그득한 느낌이 든다고 했다.

【치료경과】 주증상은 장척농포증이었으며 매년 부비동염이 반복되고 있어서 병소감염(focal infection)으로 생각하여 형개연교탕과 십미패독탕을 후보에 올렸다. 또한 손발바닥의 번열로 보면 삼물황금탕도 고려해볼 수 있었다.

그러나 내가 선택한 것은 방기황기탕과 계지복령환가의이인 엑스제 합방으로 각 5.0g(2회로 나누어 복용)을 처방했다. 국소적인 소견보다도, 복증 등 전체적인 證을 참고하여 결정하였다. 2주 간격으로 내원할 때마다 손발바닥의 가려움, 농포증은 빠르게 좋아졌고, 6주 후에는 어느 정도 치료가 되었다.

【코멘트】 병명투여는 어디까지나 '허실과 한열을 생각한 후'라는 전제이지만, 그다지 신경쓰지 않고 편하다. 그러나 좋아지지 않는 경우가 있다. 그럴 때는 전신적인 체질과 복진·설진·맥진소견을 참고로 하여 국소소견에 구애받지 않고 처방하면 효과가 있는 것을 종종 경험하고 있다.

원형탈모증

증례8 억간산가진피반하와 계지가용골모려탕

【환자】 45세 여성

【주증상】 원형탈모증

【현병력】 평소 쉽게 초조해하고 잘 화내는 성격이었다. X년 3월, 좌측 유방암 수술을 했다. 2개월 후 확대수술을 했으며, 방사선치료를 8월 2일까지 받고 종료했다. "초기 암이라고는 들었지만, 이런 상황이 된 것 자체를 도무지 이해할 수 없다"라고 짜증 내고 있었다. 8월 22일에 우측 머리에 원형탈모가 생긴 것을 발견했고 그날 바로 한방치료를 받고자 내원했다.

【한방진찰】 키 155cm, 몸무게 50kg. 혈압 116/74mmHg. 우측 귀 뒤쪽으로 원형탈모가 보였다. 맥은 좌沈弦細, 우沈細. 설진 결과, 淡紅·胖·齒痕·微白苔. 복진상 복력은 약간 약하고, 우측에 가벼운 胸脇苦滿, 배꼽을 중심으로 위아래에 걸친 복직근 拘攣, 心下~臍下에 걸친 복부대동맥 박동이 촉지되었다.

【치료경과】 원형탈모증 발생 배경에 초기 암 수술, 유방 확대수술과 방사선요법까지 받아야 했던 것과 관련한 말로 표현할 수 없는 분노가 있었다고 생각했다. 때문에 가미소요산증이 아닌 억간산증 쪽이라고 판단했다. 복진 소견을 참고하였다. 원형탈모증에는 용골·모려 가미가 효과가 있었던 적이 많았으므로 억간산가진피반하와 계지가용골모려탕 엑스제를 5.0g씩 합방하여 2회로 나누어 복용하도록 했다.

1개월 후 내원했을 때 화냄·불면이 개선됨과 동시에 원형탈모도 줄어들었고, 3개월 후 탈모는 사라졌다. X+1년 2월, 삼나무 꽃가루알레르기 치료를 위해 내원했을 때 원형탈모증은 더 이상 재발하지 않았다고 하였다.

【코멘트】 내 임상경험상 전형적인 남성형 탈모는 유효율이 매우 낮은 편이지만, 여성 원형탈모증에 증에 맞추어 처방할 경우, 유효율은 90% 이상이었다.[3]

【참고문헌】

1) やさしい皮膚病診療ガイド 皮膚科医の手の內を伝授！. 治療. 2010, 92(9)

2) 織部和宏·四方田まり. 紫根牡蠣湯加減が著効した尋常性乾癬3症例. 漢方の臨床. 2013, 60(12), p.1829-1935.

3) 織部和宏·阿南栄一郎ほか. 漢方を用いて著効した円形脱毛症4症例の検討. 漢方の臨床. 2013, 60(8), p.1283-1291.

※ 피부과 전반에 걸친 한방진료의 실제는 다음 서적에 상세히 설명했으니 참고하길 바란다.

織部和宏. 内科医からみた皮膚疾患の漢方治療. 活. 日本漢方医学研究所, 2014, 56(6)

냉증

한방전문으로 개원을 하면 '냉증'을 주증상으로 내원하는 환자가 의외로 많다. 양약으로는 이렇다 할 특효약이 없어 한방의 독무대이다. 다카기 요시코 선생을 비롯한 냉증 전문도 무척 많다.

현대인은 건강해 보여도 몸 안에 냉증이 있고, 그것이 난치병의 원인이 되는 경우가 있으므로 한방치료를 할 때는 냉증을 항상 고려하는 것이 중요하다. 언뜻 보기에 대승기탕이나 백호가인삼탕을 처방하고 싶을 정도의 고열·열감이 지속되고 있어도, 실제로는 '眞寒假熱'의 상태로 진무탕이나 사역탕류를 복용해야 할 증례가 있으므로 세심한 주의가 필요하다. 하라 난요(原南陽, 1753~1820)의 《叢桂亭醫事小言》과 오쓰카 게이세쓰(大塚敬節) 선생의 《한방진료 30년》에서도 이 점을 강조하고 있다.

하지만 증례1은 이와 반대되는 내용이다.

증례1 肝鬱로 의한 수족냉증에 사역산

【환자】 71세 남성

【현병력】 20대부터 손발이 이상하게 차서 레이노증후군이라는 말을 들었으며 여러 치료를 받았지만 효과가 전혀 없었다. 현재, 전립선비대증으로 비뇨의학과에서, 부정맥으로 근처 순환기내과에서 약물 복용 중이다. 2~3일 전부터 특별한 유발요인 없이 저체온이 생겨 수족냉증이 심해졌다. 식욕저하·전신권태감도 심하고, 하루에 3회 정도 무른 변을 보게 되어 X년 4월 6일, 본원에 내원했다.

【한방진찰】 체격·영양상태는 양호. 望診상 약간 붉은 얼굴에 힘들어 보이는 안색, 동작은 느릿하다. 聞診상 성량은 보통, 논지는 명쾌했다. 問診상 식욕이 없고 변이 계속 무르며 움직이면 두근거림이 생기고 잠들기 어렵다고 했다. 매일 일본술 1홉, 담배 10개비를 피고 있다. 방제투여의 결정적 단서가 된 것은 切診이었다. 脈診상 沈弦滑하고 舌診상 紅舌·胖·白滑苔, 그리고 腹診상 복력은 중

등도였으며, 양측으로 비교적 분명한 胸脇苦滿과 臍下에까지 이르는 복직근 拘攣이 보였다.

【치료경과】 수족냉증과 저체온은 간울(熱厥)에 의한 것으로 생각하여 사역산을 탕약으로 처방했다. 다음 날 '어젯밤은 오랜만에 잘 잤습니다'라고 했다. 4월 8일, 식욕도 생기고 기력도 났다. 9일, 몸의 저체온감, 세면 시 레이노증상이 개선되었다. 10일, 모든 증상이 거의 없어져 '매우 상태가 좋습니다'라고 하였다. 약 3개월간 복용한 뒤 복약을 종료했다.

【코멘트】 본 증례는 주증상만 보면 소음병의 진무탕증이나 사역탕류로 생각할 수 있었겠지만 진찰해보니 사역산증이었다. 사역산은 《傷寒論》〈少陰病篇〉에 "소음병, 사역하고……"라고 적혀 있는데, 실제 병태는 간울에 의해 일어난 수족냉증이다. 요시마스 토도(吉益東洞)는 언뜻 보기에 복령사역탕증으로 생각되는 증례를 대승기탕으로 치료한 경험을 《藥徵》에서 '乾薑의 辨誤'로 보고했다.

결론은 냉증에도 여러 상태가 있으므로 당귀나 건강, 부자가 들어간 방제뿐 아니라 맥진과 복진을 한 후에 약성이 반대되는 약물 구성 처방도 선택할 수 있다. 즉 증상 호소에 四診을 종합한 개념이 중요하다는 것이다.

증례2 냉증에 의한 설사에 계지탕

【환자】 49세 남성

【주증상】 설사(복통 없음)가 계속되면서 몸이 늘어진다. 감기 같은 열은 없다.

【현병력】 본래 허약체질이며 냉증이 있다. 현재, 택시운전으로 근무시간이 불규칙하다. 11월 초순, 날씨가 추워질 무렵 피로가 쌓였다. 특히 식후에 심한 설사가 매일 3~4회 있어 기운이 없다. 잠도 잘 못 자게 되었으며, 시간이 지나도 개선되는 경향이 없어 발병 15일째 본원에 내원했다.

【한방진찰】 키 174cm, 몸무게 62kg. 혈압 134/86mmHg. 안색은 청백하고 활기가 없었다. 맥은 浮弱. 설은 약간 胖·偏淡·微白滑苔. 복력은 약간 약하고 배꼽 위아래로 복직근 拘攣이 보였다.

【치료경과】 가스가 차고 배가 더부룩하다고 해서 '우선 속을 따뜻하게 할까' 하고 망설이다가 결국 營衛의 균형이 무너져 있다고 판단했다. 또한 《傷寒論》의

"태음병, 脈浮한 자는 발한해야 한다"를 근거로 계지탕 엑스제를 처방했다. "3일째에 전부 좋아졌어요"라고 했다.

【코멘트】 야마다 데루타네(山田光胤) 스승님은 오다이 요도(尾台榕堂)의 《類聚方廣義》를 頭註까지 읽으라고 말씀하신다. "특히 계지탕과 소시호탕이 중요해!"라고 하시면서.

증례3 폐중냉(肺中冷)에 의한 기침에 영감강미신하인탕

【환자】 62세 남성

【주증상】 폐기종으로 인한 기침

【현병력】 애연가로 20세 즈음부터 하루에 30~60개비의 담배를 피웠다. X-12년, 기침과 가래, 운동 시 호흡곤란이 심해져 호흡기내과에서 폐기종으로 진단받았다. 이를 계기로 금연하고, 서양의학적 치료를 받아 증상은 상당히 개선되었다. 그러나 '차가운 공기를 마시거나 기상 후에 심한 기침과 흰색 가래로 숨쉬기가 힘든 것은 좋아지지 않는다'며 한방치료를 희망하여 X년 6월 본원에 내원했다.

【한방진찰】 키 169cm, 몸무게 71kg. 혈압 120/76mmHg. 물살형 체질. 맥은 沈細. 설은 淡紅·胖·微白苔. 배는 개구리배 모양이었고 복력은 약하며 좌상복부에 가스저류가 보였다.

【치료경과】 차가운 공기 흡입 후 심해지는 기침과 물 같은 가래로 보아 肺中冷으로 진단했다. 몸이 차가워지면 배뇨횟수와 소변량이 증가한다는 사실도 이를 뒷받침했다. 이럴 때, 기본은 감초건강탕이다. 구성약물이 포함되어 있고 호흡기질환에 자주 사용되는 영감강미신하인탕 엑스제를 처방했다.

2주 후 내원. "한방약을 복용하니 몸 안이 따뜻해지고, 기침과 가래도 1/3 정도로 줄었습니다. 신기하게도 발이 시릴 때 따라오던 다리 쥐남도 없어졌습니다"라고 하였다. 다시 1개월 후 "기침과 가래도 모두 없어졌습니다. 한동안 계속 복용하고 싶네요"라고 희망하여 계속 복용 중이다.

【코멘트】 조금 더 효과를 올리기 위해서 부자를 가미하는 것도 좋지만 본 증례는 그 정도까지 필요하지는 않았다. 냉증에는 감초·건강 그리고 부자를 기본으로 하는 방제를 조합하는 경우가 많은데, 이런 부분은 서양의학으로는 경험할

수 없는 영역이다.

다음 증례도 비슷하게 감초·건강을 포함한 방제를 응용했다.

증례4 냉증에 의한 빈뇨에 영강출감탕

【환자】 76세 여성

【주증상】 야간빈뇨. 몸이 냉하면 심해진다.

【현병력】 본원에는 X년 11월에 안면, 특히 안검주위 건조성 피부염으로 내원했다. 계지가황기탕 가 산치자·황백·형개·연교·선퇴 탕약으로 2개월 정도 만에 완치되었다. X+1년 1월에 날씨가 추워지자 하반신 냉증이 심해졌다. 특히 밤에 4회 정도 소변을 보게 되고, 양도 많아 어떻게 방법이 없겠느냐며 내원했다.

【한방진찰】 키 150cm, 몸무게 40kg. 혈압 142/84mmHg. 맥은 沈細. 설은 偏淡·胖·微白苔. 복력은 약하고 心下는 눌렀을 때 찬 느낌이 들었으며 少腹不仁이 보였다.

【치료경과】 腎陽虛로 생각하여 우차신기환 엑스제를 처방했다. 2주 후와 4주 후에 내원하여 빈뇨는 전혀 좋아지지 않았다고 했다. 다시 문진해보니 발도 차지만 특히 허리가 차고 무겁게 느껴진다고 했다. 그래서 '腎著病'이 아닐까 생각하여 영강출감탕 엑스제로 변경했다.

2주 후 내원했을 때, "이번 약은 매우 효과가 좋았습니다. 밤에 소변보는 것이 1번으로 줄었고 허리와 발이 따뜻해져 기분 좋게 잘 수 있게 되었습니다"라고 하였다. 이후 계속 복용하여 순조로운 경과를 보였다.

【코멘트】《金匱要略》〈五臟風寒積聚病篇〉에 "신착병은 그 사람의 몸이 무겁고 허리가 차며 마치 물 안에 앉아 있는 것 같다. 水氣病 같고 갈증이 없으며 小便自利하고 음식은 이전과 같다. 병이 下焦에 속한다. 몸이 노권하고 땀이 나서, 옷 안이 식으면서 축축함이 오래되어 발생한다. 허리 이하가 차고 아프며 허리가 무거운 것이 오천 냥을 띠로 두른 것과 같으면 甘薑苓朮湯으로 치료한다"라고 하였다.

오다이 요도(尾台榕堂)의 《類聚方廣義》 頭註에는 "이 처방에 행인을 가하면 腎著湯이라 이름 붙일 수 있다. 임산부 부종과 소변자리, 腰髀冷痛하며, 喘咳

하는 것을 치료한다. 노인이 평소 소변실금하고 腰腿沈重하며, 冷痛한 것을 치료한다"라고 하여 영강출감탕을 구사하는 데 많은 참고가 된다.

우차신기환과 감별이 중요하다. 아사다 소하쿠(淺田宗伯)의 《勿誤藥室方函口訣》에 우치신기환은 "腎虛, 허리가 무겁고, 다리가 부으며, 소변불리한 것을 치료한다"라고 되어 있다. 영강출감탕 쪽이 外寒·內寒과의 연관성이 좀더 강한 것으로 감별할 수 있다. 물론 腎虛 증상 유무도 중요한 감별점이다.

증례5 정신건강의학과 약에 의한 냉증에 복령사역탕

【환자】 54세 여성

【주증상】 정신건강의학과 약을 복용한 뒤, 몸과 손발이 차고 식사를 하면 설사를 한다. 목 안이 건조하여 몸이 괴롭다.

【현병력】 X-14년, 다양한 스트레스가 겹쳐 우울상태가 되어 정신건강의학과에 정기적으로 방문하여 약물을 복용하고 있었다. 이후 증상은 일진일퇴를 반복하다가 X-1년, 큰 병원으로 전원하여 처방을 받은 뒤 X년이 되자 점점 증상이 심해져 한방치료를 위해 같은 해 7월 본원에 내원했다.

【한방진찰】 키 158cm, 몸무게 53kg. 혈압 82/50mmHg으로 저혈압이었다. 안색은 청백하고 활기가 없었다. 맥은 沈細. 설은 偏淡·胖·齒痕·微白乾苔. 손발은 차고 복력은 약하며 心下痞鞕이 있고 같은 부위의 냉증도 보였다.

【치료경과】 체내가 완전히 냉하다고 생각했다. 게다가 煩燥도 있어서 《傷寒論》의 "發汗 혹은 하법으로도 병이 낫지 않고 번조하는" 경우에 사용하는 복령사역탕을 탕약으로 처방했다.

20일 후 내원했을 때, "몸이 차고 설사하는 것은 대부분 좋아졌지만 목 안이 마릅니다. 막히는 느낌이 있어 식도 입구 부근에 무언가 걸려 있는 느낌이 들고 속도 아픕니다"라고 하여 반하후박탕 가 산치자를 합방했다. 산치자 가미는 利膈湯(반하·부자·산치자)의 方意를 응용한 것이다. 이후 모든 증상이 좋아지고 경과도 순조로웠다.

【코멘트】 사역탕류는 냉증이 본 병태인 경우 귀중한 처방이다. 내가 감수한 《각과영역에서 본 냉증과 한방치료》를 참고하길 바란다.

腹滿과 변비

복만을 주증상으로 내원하는 환자는 많다. 그 배경에 가스저류가 있는 경우, 양약으로 효과를 낼 수 있는 약이 없다 보니 한방치료에 기댈 수밖에 없다.

한방은 같은 증상을 보이더라도 허실과 한열에 따라 사용할 방제가 달라지는 것이 특징이다. 단순한 병명진단만으로 사용한다면 효과가 없을 뿐 아니라 부작용이 생길 가능성이 있으므로 그에 대한 감별이 중요하다.

虛寒證 복만에 解急蜀椒湯

虛寒과 관련된 복만에 대해 참고가 되는 문헌은 《金匱要略》의 〈腹滿寒疝宿食病脈證治〉이다. 비교적 자주 사용되는 방제를 열거하면, 부자갱미탕·대건중탕·적환·오두전·당귀생강양육탕·오두계지탕 등이다. 《傷寒論》의 당귀사역가오수유생강탕도 厥陰肝經이 관련된 寒疝에 자주 사용된다. 이 방제 중 복만 혹은 가스저류를 동반했을 때 사용하는 것이 대건중탕과 부자갱미탕이다. 원문을 참고용으로 인용한다.

부자갱미탕은 "腹中寒氣, 雷鳴切痛, 胸脇逆滿, 嘔吐"라 되어 있으며, 구성약재는 부자·반하·감초·대조·갱미이다.

대건중탕은 "心胸中大寒通, 嘔不能飮食, 腹中寒, 上衝皮起, 出見有頭足, 上下痛而不可觸近"이라고 되어 있으며, 구성약재는 촉초·건강·인삼·교이이다.

엑스제를 쓸 때는 신경쓰지 않아도 되지만 탕약으로 사용할 때는 촉초 용량에 주의해야 한다.

두 처방의 감별점은 다음과 같다. 대건중탕은 가스저류가 많고, 때때로 복부 움직임이 두드러지게 관찰된다. 부자갱미탕은 '뇌명절통'이라고 조문에 나와 있듯 찌르는 듯한 통증이 특징적으로 나타난다. 하지만 임상현장에서 이 두 처방증을 감별하기는 의외로 어렵다. 그래서 나는 처음부터 두 처방을 합방하여 解急蜀椒湯으로 사용하는 경우가 많다. 아사다 소하쿠(淺田宗伯)의 《勿誤藥室方

函口訣》을 인용해보면 "寒疝氣로 心痛이 찌르는 것 같고 배꼽을 중심으로 복부 전체가 아프고, 구슬 같은 땀이 끊임없이 흐르는 것을 치료한다", "寒疝이 心腹으로 치받아 切痛한다", "心腹痛, 水氣가 있어 腹鳴하는 경우를 목적으로 한다", "또한 한산, 복통, 복만, 雷鳴하며 구토할 때 부자갱미탕을 처방한다"라고 되어 있다. 부자갱미탕에 대건중탕을 합방한 해급촉초탕은 증상이 심할 경우, 특히 "통증, 心胸에까지 미치는 것을 주로 치료한다"라고 적응증이 기술되어 있다. 요약하면 배 속이 매우 냉한 상태가 되며, 어떤 원인으로 연동운동에 이상이 생겨 장관 내에 가스나 물이 저류되고, 그 결과 배가 꾸룩거리고, 복통이 아래에서 위로 치받는 듯한 상태에 사용한다. 그렇게까지 심하지 않아도 허증·한증인 사람의 완고한 복만·복통에 사용했을 때, 주효했던 경험이 있다. 관련 증례를 소개하겠다.

증례1 마른 체형의 허증 복만·복통에 해급촉초탕

【환자】 77세 남성

【주증상】 그다지 먹지 않아도 항상 배가 더부룩하여 기분이 좋지 않다. 입 안이 끈적거리고 말라서 물을 마시든지 사탕을 빠는 습관이 있다.

【과거력】 12세 때 충수염으로 복막염이 생겨 수술했다.

【현병력】 X−1년 2월경부터 특별한 원인 없이 증상이 발생했다. 같은 해 9월, 근처 소화기내과에서 위·대장내시경·초음파 검사 등을 시행했으나 특별한 기질적 문제는 없다고 진단받았다. 양약을 복용해 봤지만, 전부 효과가 없었고 입 안의 끈적거림이 오히려 심해졌다. 심료내과 진료를 권유받아 방문했더니 '심인성'이라는 진단을 받았다. 신경안정제 에티졸람을 처방받았으나, 졸음만 오고 복만·복통에는 별로 효과가 없었다. 친구에게 권유받아 X년 3월 15일 본원에 내원했다.

【한방진찰】 키 164cm, 몸무게 54kg, 마른 체형이며 허증. 맥은 沈細. 설은 약간 紅舌이며 裂紋, 微黃苔. 복진상 복력은 약하고 배꼽을 중심으로 팽만하고 복명이 촉지되었다. 또한 누르면 차게 느껴졌다. 손발시림이 있다. 복부 X−ray 사진에서 위·대장에 뚜렷한 가스저류가 보였다.

【치료경과】 虛寒證 환자의 복만·복통으로 보아 해급촉초탕을 탕약으로 처방했다. 1주 후 식후 복만과 변의가 생기는 것 외 뚜렷한 변화가 없다고 했다. 그대로 계속 복용하게 한 결과, 1개월 후 복만은 거의 없어졌다. 아침에만 변의가 있다고 했으며 이후에도 계속 복용한 결과, 모든 증상이 개선되었다.

증례2 허한증에 해급촉초탕과 계지가작약대황탕

【환자】 78세 여성

【주증상】 배가 더부룩하고 대변이 시원하지 않다

【과거력】 22세경 충수돌기절제술

【현병력】 X−4년, 장폐색으로 대장을 상당 부분 절제했다. 이후 특별한 문제 없이 지내오던 중, X년 5월 넘어져 허리를 다쳤다. 그 후 대변이 잘 나오지 않고 가스가 항상 차며 배가 더부룩하고 답답했다. 소장 폐색으로 진단받고 근처 의원에서 감압처치를 받았으나 이후 오히려 증상은 악화되었고, 허리부터 등에 통증도 생겼다. X년 11월 21일, 본원에 내원했다.

【한방진찰】 키 153cm, 몸무게 35kg. 마르고 영양상태는 불량. 혈압은 120/76 mmHg. 맥은 浮大弱. 설은 약간 紅舌, 胖. 복력은 약하고 臍下~치골결합에 걸친 수술흔적이 있다. 배꼽을 중심으로 팽륭되어 있으며, 누르면 차갑게 느껴졌으며 장의 연동이 촉지되었다.

【치료경과】 허한증 환자의 복만·복통·변비였으므로 고민하지 않고 해급촉초탕을 탕약으로 처방했다. 1주 후 가스는 상당히 배출되었으나, 대변이 잘 나오지 않는다고 했다. 그래서 계지가작약대황탕 엑스제 2.5g을 취침 전에 겸용하도록 했다. 2주 후, 가스 배출과 배변 모두 매우 좋아졌다고 했다.

그 후 순조롭게 지내던 중, X+1년 1월 6일, 설에 유통기한이 지난 명절음식을 먹고 갑자기 배가 아프며 설사를 했다고 했다. 복진상 배꼽 주위 복직근이 拘攣되어 있었으며, 맥이 浮했기 때문에, 《傷寒論》의 "太陰病이 脈浮하면"에 나온 계지탕 엑스제 7.5g(3회로 나누어 복용)을 처방했다. 2주 후 내원했을 때, 설사는 계지탕 2일 복용으로 나았다고 했다. 아울러 가스배출이 잘되어 복만도 아주 좋아졌다고 했다.

현재까지 약을 계속 복용 중이며, 식욕·소변과 대변·복부상태가 모두 좋다.

【코멘트】 본래 부자갱미탕과 대건중탕은 철저히 감별하여 사용하는 것이 좋다고 생각하지만, 최근 나는 귀찮기도 해서 두 처방을 합방한 해급촉초탕을 사용하는 경우가 많다. 이 처방을 엑스제로 대용할 때는 구성내용이 탕약과는 꽤 다르지만 대건중탕 합 인삼탕 가 부자로 사용하면 좋을 것 같다. 실제로 해급촉초탕을 처방하던 환자가 여행을 간다고 했을 때, 이 엑스제 조합을 가져가게 했더니 아주 좋았다고 한 경험이 있다.

복만

증례3 용종 절제 후 복만에 후박생강반하감초인삼탕

【환자】 74세 여성

【주증상】 복만

【현병력】 X년 4월에 위·대장내시경 검사를 하면서 용종절제를 했다. 1개월 후, "배에 가스가 차고 빵빵하게 부풀어 힘들다"며 내원했다. 식욕과 대소변에는 특별히 문제는 없었다. 가스가 나오면 복만은 약간 감소하지만, '방귀가 시원하게 나오질 않아요'라고 했다.

【한방진찰】 키 153cm, 몸무게 57kg. 혈압 118/64mmHg. 맥은 沈弦滑. 설은 紅舌, 胖, 薄白滑苔. 복진상 복력은 중등도이며 배꼽을 중심으로 팽륭되어 있었고, 타진상 鼓音이 확인됐다.

【치료경과】 탕약으로 후박생강반하감초인삼탕을 처방했다. 1주 후 내원하여 "놀랄 정도로 방귀가 나왔어요. 腹脹도 많이 좋아졌어요"라고 했다. 처음의 2/10 정도라고 했다. 게다가 "신기하게도 예전부터 있었던 목 안의 뭔가 꽉 막힌 듯한 느낌도 없어졌어요"라고 했다. 1개월간 지속적으로 복용한 뒤, 모든 증상이 없어져 치료를 종료했다.

【코멘트】 이 방제를 나는 급·만성을 따지지 않고 중간증 타입 복만에 사용한다. 원문인 《傷寒論》〈太陽病中篇〉에서는 "발한 후, 복부창만이 발생한 자[發汗後 腹脹滿者]"에 사용한다고 되어 있으나, 발한과 관계없이 사용하여 좋은 효과를 보고 있다.

이 방제로 그다지 효과가 없을 때는, 약간 실증이면서 변비 경향이 살짝 있을 경우, 대황 혹은 목향·빈랑자를 각 1.0g~2.0g씩 가미하고, 약간 허증인 경우에는 촉초를 가하면서 생강을 건강으로 바꾸면 유효율이 꽤 오름을 경험하고 있다.

증례4 대장암 수술 후, 방사선치료 후 완고한 복만에 후박생강반하감초인삼탕

【환자】 80세 여성

【현병력】 X-3년, S상결장암으로 개복절제술을 받고 림프절 전이로 방사선치료를 받았다. 그 후 변비 경향이 생겨 완화제를 처방받아 그럭저럭 배변하고 있었다. X-1년경부터 대변은 어떻게든 나오긴 했으나 가스저류 때문에 복만이 심해졌는데, 위장 내 가스 제거제 디메티콘으로는 전혀 호전되지 않아 한방치료를 받고자 내원했다.

【한방진찰】 키 161cm, 몸무게 67kg. 혈압 130/80mmHg. 맥은 沈細. 설은 淡紅·胖·薄白苔. 복진상 복력은 중등도이며 배꼽을 중심으로 팽륭되어 있었고 타진상 鼓音이 확인되었다.

【치료경과】 진찰소견에 따라 중간증 타입 복만으로 판단하여 후박생강반하감초인삼탕을 처방했다. 2주 후 가스가 잘 나오고 복만감도 꽤 좋아졌지만, 대변은 잘 나오지 않는다고 했다. 그래서 대황 1.0g을 가미하자, 대변이 설사형태로 나오고 하복부가 아팠다. 대황은 빼고 목향·빈랑자를 각 2.0g씩 가미하자 드라마틱하게 개선되었다.

이후 수년간 양호하게 지내다가 2개월 전, 흉복부 당기는 느낌의 통증이 생겼다고 했다. 그래서 "갑작스런 心腹絞痛이 찌르는 듯하고 兩脇支滿, 煩悶을 견딜 수 없는 것을 치료한다"라고 아사다 소하쿠(淺田宗伯)의 《勿誤藥室方函口訣》에 언급되어 있는 《千金要方》의 高良薑湯(양강·후박·당귀·계지)을 탕약으로 처방하자 바로 개선되었다.

【코멘트】 고량강탕을 선택할 수 있는 포인트를 아사다 소하쿠(淺田宗伯)의 책에서 정리하면 "이 처방은 心腹絞痛을 주로 치료한다. 단지 복통만 있으면 효과가 없다", 中脘에서 鳩尾를 지나 膻中 부근에까지 쥐어짜는 듯한 심한 통증일 때 쓸 수 있다는 것이다. "대건중탕이나 소건중탕이 제대로 치료하지 못할 경우

좋은 효과를 발휘한다", 이런 증상을 일으키는 원인은 '肝經에 寒邪가 침범하여' 그 결과, '얼굴빛이 창백해지고, 사지가 차며 설사하는' 상태가 된다. 안을 따뜻하게 하는 힘은 乾薑보다도 良薑이 우수하므로 이것을 사용한다. 이런 케이스는 虛寒·설사·복통 증상 때문에 진무탕을 후보에 올려둘 수도 있지만, 진무탕으로도 효과가 없을 때 사용한다.

간경에 寒邪가 침범한 경우, 제1선택약은 당귀사역(가오수유생강)탕이다. 이 경우에는 아랫배부터 서혜부, 성기에 이르는 통증이 있는 경우가 많고, 복만의 빈도도 적다.

解急蜀椒湯은《勿誤藥室方函口訣》에 "寒疝氣, 心痛이 찌르는 듯하고, 배꼽을 둘러싼 腹中 전체의 통증, 구슬 같은 땀이 끊이지 않는 것을 치료한다"라고 되어 있어 감별이 어려울 수 있다. 나는 고량강탕을 심하부 중심으로 위아래 또는 兩脇부위의 통증이 주로 나타날 경우 사용하고, 해급촉초탕은 '배꼽 중심'의 통증이 핵심이며, 가스저류도 고량강탕보다 훨씬 많은 경우 사용하고 있다.

증례5 상열감이 있는 복만에 女神散

【환자】 60세 여성

【주증상】 상기·상열·어지럼·복만

【현병력】 평소 고혈압으로 칸데사르탄 8mg을 매일 아침 복용 중이다. 3주 전부터 뒷목부터 등에 이르는 열감이 생기고 손바닥이 화끈거렸다. 열이 더 치밀어오르면 흔들리는 느낌조차 들었다. 대변은 매일 보고는 있지만, 잔변감이 있어 배가 더부룩하다며 내원했다.

【한방진찰】 키 152cm, 몸무게 49kg. 혈압 162/100mmHg. 맥은 沈弦細. 설은 약간 紅舌·胖·齒痕·裂紋·微白苔, 설하정맥의 어혈 소견은 없다. 복진상 복력은 중등도이며 胸脇苦滿은 없다. 경도의 心下痞硬만 있으며, 상복부는 약간 팽륭되어 있고, 타진상 鼓音이 확인됐다.

【치료경과】 여신산 엑스제 7.5g/일(3회로 나누어 복용)로 처방했다. 3주 후 내원. 복용 3일째 대변과 가스가 기분 좋게 나왔고, 목에서 등에 이르는 열감·상기·어지럼이 사라졌다. 그 후 2주 더 복용한 뒤 종료했다.

【코멘트】 내가 사용한 엑스제 여신산은 아사다 가문의 처방이다. 가문의 비전으로 원전은 알려져 있지 않다. 구성약재는 당귀·천궁·출·향부자·인삼·계피·황금·황련·감초·목향·빈랑자·정자(丁子) ·(대황)이며 적응증은 '血證上衝眩暈을 치료한다'라고 되어 있다. 나는 구성약재를 통해 황련·황금·인삼이 心下痞硬에, 목향·빈랑자·정자·(대황)이 복만과 가벼운 변비에 유효하다고 생각하여 처방한다. 요약하면 여신산증은 心下痞硬이 있고 배 안에 가스가 저류되어 있는 경우가 많다는 것이다. 역대 문헌에는 없는 내용이므로 후대 의사들의 검토를 기대한다.

변비를 동반한 복만

사하제와 이기제의 조합

완고한 복만과 변비가 있어 소화기내과 전문의로부터 "양약이 전혀 듣지 않는데 한방으로 어떻게 안 될까요?"라며 소개받아 내원하는 환자가 꽤 된다. 대부분 한방약을 쓰면 단기간에 좋아지는 것을 경험하곤 한다. 증례를 2가지 패턴으로 나누어 소개하도록 하겠다.

첫 번째는 배가 더부룩하여 괴로운 경우이다. 대부분 장과 위에 가스가 저류된 것이 원인이다. 사용할 한방약은 《金匱要略》 특히 〈腹滿寒疝宿食病脈證治〉의 내용을 참고하여 우선 선택할 수 있다.

實滿에는 급성기의 厚朴三物湯이, 아급성~만성기의 厚朴七物湯이 효과가 좋다. 효과가 부족하면 빈랑자·목향을 가미하면 유효율이 높아진다. 빈랑자·목향은 여신산 엑스제에도 포함되어 있다. 대황·망초·후박·지실 등으로 효과가 부족한 변비나 가스저류에 이 약재들이 포함된 방제로 바꾸거나 가미하여 사용하면 효과를 좀더 발휘할 수 있다.

중약학(《중의임상을 위한 중약학》)에는 목향을 이기제로 분류하며, 효능은 ①行氣止痛(胃腸氣滯로 인한 복만·복통·오심·구토 같은 증후에 사인·곽향·진피 등과 함께 사용한다. 食積과 濕熱로 인한 복만·복통·변비 혹은 설사·裏急後重(tenesmus) 같은 증후에는 황련·지실·빈랑자·대황 등과 함께 사용한다), ②健脾消食·止瀉(脾胃氣虛의 氣滯에 의한 복만·오심·소식·식욕부진·만성 설사 등의 증후에 인삼·백출·복령·반하·縮砂 등과 함께 사용한다)고 하여, 다른 약재와 잘 조합하면 다양한 효과를 낼 수 있다고 적혀 있다.

빈랑자는 같은 책에 목향과 같은 이기제로 분류되어 있으며, 그 효과로 ①行氣消積·瀉下(食積氣滯의 복만·복통·변비·배변이 원활하지 못한 증후에 목향·대황과 함께 사용한다), ②利水消腫, ③殺蟲이 적혀 있다. ②의 효과는 제3의 이뇨제로서 이 약재가 함유된 구미빈랑탕을 활용할 수 있을 것으로 생각한다. ③의 효과는 현대엔 파모산피란텔 같은 좋은 구충제가 있어서 이것을 목적으로 사용해본 경험은 없다.

이 외의 이기제로 향부자·오약·진피·지실·지각·후박·사인·薤白·대복피 등이 있는데, 현대사회는 스트레스가 많아 기가 쉽게 정체되므로 이 약재들을 잘 구분하여 사용할 필요가 있다.

결론적으로 변비가 있는 특히 실증 타입 복만에는 사하작용이 있는 대황·망초에 이러한 이기제를 잘 조합하여 사용하는 것이 중요하다.

후박칠물탕과 대승기탕

후박칠물탕은 계지탕에서 작약을 빼고 후박삼물탕을 합방한 방제이다. 작약은 요시마스 토도(吉益東洞)의 《藥徵》에서 "結實하며 拘攣하는 것을 主治한다. 겸하여 복통, 身體不仁, 복만, 咳逆, 설사, 종창을 치료한다"라고 되어 있어, 횡문근이나 평활근의 경련상태에 사용한다고 이해하고 있다. 서양의학적으로는 부교감신경절차단제+근이완제+NSAIDs 같은 작용이 아닐까?

후박칠물탕의 원전은 《金匱要略》〈腹滿寒疝宿食病脈證治〉로 "복만하며 열이 10일간 지속되고 맥이 浮하고 數하며 음식은 예전과 같이 먹고 있을 때는 후박칠물탕을 위주로 처방한다[病腹滿, 發熱十日, 脈浮而數, 飮食如故, 厚朴七物湯主之]"라고 되어 있다. 이런 증례에 "구역하면 반하를 가하고, 설사를 하면 대황을 제거한다. 寒多한 자는 생강을 가한다"라는 가미법은 꽤 참고된다.

요시마스 토도(吉益東洞)는 《方極》에서 "복만, 발열하고 상충하여 구토하는 자를 치료한다"라고 사용포인트를 간결히 코멘트했다.

본 처방의 조문에 대해 왕숙화(王叔和)의 《脈經》에서는 "복만이 생겨 발열이 수십일 이어지며 脈浮數하고 음식을 예전처럼 먹고 있을 때는 후박삼물탕"이라고 하며 '腹滿痛'에는 후박칠물탕을 사용하도록 되어 있다. 어느 쪽이 진짜 내용일까? 이점을 오다이 요도(尾台榕堂)는 《類聚方廣義》의 후박칠물탕 頭註에서 지적했다.

나는 구성약물의 차이와 과거 증례 경험에 근거해 후박칠물탕은 후박삼물탕 합 계지거작약탕이므로 후박삼물탕보다 복만과 변비가 약간 오래되고 약간 허증타입일 때 사용하여 좋은 효과를 얻고 있다. 개인적으로는 후박칠물탕을 사용할 기회가 아주 많았는데 후박칠물탕을 엑스제로 응용하려면 대승기탕 합 계지탕으로 하는 것이 좋을 것 같다.

다시 《類聚方廣義》 頭註로 가보자.

"음식을 먹고 탈이 나서 토한 뒤, 胸中이 상쾌하지 않고 구역질하며 복만 혹은 두통이 있고 열이 나는 환자를 치료한다."

"痢疾, 腹滿拘急하며 발열복통이 극렬하며 구토할 때 치료한다. 작약 혹은 망초를 추가하면 더욱 좋다."

망초를 추가하면 이것이야말로 대승기탕이 되며, 작약을 가하면 계지가작약탕에 후박삼물탕을 합방한 것이 된다.

오다이 요도(尾台榕堂)의 두주에 있는 케이스라면 소승기탕이나 대승기탕만으로도 유효하지 않을까?

증례6 완고한 변비에 溫脾湯 가 목향·빈랑자

【환자】 75세 여성

【현병력】 젊을 때부터 완고한 변비가 있었지만 5일에 1번 정도 스스로 어떻게든 배변해왔다. 올해 들어 자력으로 배변하기 힘들어져 25일 동안 대변을 보지 못하여 복만·복통이 심해 근처 의원에 입원까지 했다. 관장을 하면 어떻게든 변이 나오기는 하였지만, 여러 완화제(센노시드 12mg 3T, 산화마그네슘 1.5g× 3, 마자인환 3포, 피코설페이트나트륨 수화물 등)를 복용해도 시원하게 나오지 않을 뿐 아니라 오심도 심해져 한방치료를 받고자 내원했다.

【한방진찰】 키 150cm, 몸무게 50kg. 혈압 166/82mmHg. 맥은 沈細澁. 手足

厥冷. 설은 紅舌·微乾白苔. 복력은 약하고, 윗배 특히 좌측에 타진상 鼓音. 아랫배에서는 변 덩어리가 촉지되었다.

【치료경과】 각종 완화제 복용으로 내장이 차가워진 상태가 배경인 것으로 생각했다. 평소에 감이나 배같이 몸을 차게 하는 과일을 자주 먹었던 것도 힌트가 되었다. 부자이중탕과 대건중탕을 엑스제로 처방했다. 1주 후 내원하였을 때, 복용 3일 후에 동글동글한 대변이 조금 나왔을 뿐이라고 했다.

이러한 寒熱虛實錯雜인 변비 케이스에 내가 애용하는 것이 온비탕이다. 효과증강 목적으로 목향·빈랑자를 가미하여 탕약으로 처방했다. 2주 후 내원했을 때, 웃는 얼굴로 복용 3일째 갑자기 대변이 기분 좋게 나왔고, 현재 하루 2~3회 그것도 정상 변이 기분 좋게 나왔다고 했다. 구역감이 때때로 있다고 하여 엑스제로 소반하가복령탕을 병용한 결과, 그후 경과는 순조로웠다.

【코멘트】 온비탕은 《備急千金要方》이 출전으로 구성약재는 대황·인삼·감초·건강·부자 5개이다. 쉽게 말하면 사역가인삼탕에 대황을 가한 것이다. 아사다 소하쿠(淺田宗伯)는 《勿誤藥室方函口訣》의 코멘트에서 "溫下의 劇劑이다. 계지가대황탕, 대황부자탕에 비해 그 힘이 더욱 강하다. 脾胃冷實이 사용목적이다", "溫藥으로 효과가 없는 證에 대황과 부자의 寒熱을 섞어 사용하면 훨씬 더 좋은 효과를 얻을 수 있다"라고 서술했다.

이 유형과 정반대에 사용할 수 있는 처방이 黃龍湯, 즉 대승기탕 가 인삼·당귀·감초이며, 중간증에 사용할 수 있는 것이 조위승기탕 가 인삼이다.

온비탕을 엑스제로 대용하면 부자이중탕 합 대황감초탕이다. 이것만으로 좋아지지 않을 때, 목향·빈랑자 같은 이기제를 가하면 유효율이 높아진다. 엑스제로 쓰려면 겹치는 성분이 많지만, 여신산을 적당량 합방하여 사용하면 된다.

증례7 급성 변비에 후박삼물탕

【환자】 80세 여성

【현병력】 평소 변비 경향이었으며 X년 9월 초, 너무 더워 아이스크림 3개와 빙수를 먹고 난 뒤 배가 팽팽하게 부르면서 대변이 전혀 나오지 않아 내원했다.

【한방진찰】 키 155cm, 몸무게 76kg. 복부둘레 120cm로 비만이다. 혈압 124/

70mmHg. 복력은 충분하고 맥은 沈實. 배꼽을 중심으로 부풀어 있었고, 세게 누르면 여기저기가 아프다고 했다. 타진상 鼓音이 뚜렷했다.

【치료경과】 원인은 배를 차게 했기 때문이다. 實證이면서 급성 복만과 변비가 생긴 상황이었으므로 후박삼물탕 탕약으로 처방했다. 복용 2일경부터 단단한 변이 많이 나왔다. 가스도 많이 나왔다. 이어서 복만이 사라지고, 현재는 매일 조금씩 부드러운 변이 나와 기분이 좋다고 했다. 21일분 복용한 뒤 조위승기탕 엑스제와 복령음 엑스제를 7.5g씩 3회로 나누어 복용하도록 처방하여 경과가 매우 순조롭다.

【코멘트】 후박삼물탕은 《金匱要略》〈腹滿寒疝宿食病脈證併治〉가 출전으로 원문은 "아프고 막힌 자……"로 되어 있다. 구성약재는 후박·대황·지실 세 가지로 소승기탕과 약 구성은 동일하지만 행기제인 후박 용량이 약 2배로 들어가 있는 차이이다. 그만큼 소승기탕증보다 가스저류에 의한 복만이 심한 경우 사용한다. 그런 까닭에 요시마스 토도(吉益東洞) 선생은 《方極》에서 "소승기탕증이면서 복만이 심한 자를 치료한다"라고 처방의 적응증을 정확하게 서술하였다.

증례8 항생제에 의한 변비에 후박삼물탕

【환자】 55세 남성

【과거력】 3년 전, 간암으로 부분 간 절제술을 받았다. 당뇨병은 인슐린으로 치료 중이다.

【현병력】 X년 10월 20일, 감기에 걸려서 항생제를 복용한 뒤, 대변이 나오지 않게 되고 腹脹이 생겨 통증이 심하다고 하며 10월 25일 본원에 내원했다.

【한방진찰】 키 171cm, 몸무게 78kg, 복부둘레 97cm. 혈압 168/82mmHg. 맥은 沈弦. 복력이 있고, 배꼽~상복부에 걸쳐 팽만과 압통을 보였다.

【치료경과】 후박삼물탕을 탕약으로 처방했다. 복용 다음 날부터 대변과 가스가 다량으로 나왔고, 이어 복만·복통도 없어져 4일 만에 완전히 좋아졌다고 했다.

【코멘트】 나는 실증유형이면서 비교적 급성기인 복만·복통·변비에 이 방제를 자주 사용하여 좋은 효과를 종종 얻고 있다. 그런데 이 방제를 엑스제로 만들어 사용하기는 쉽지 않다.

증례9 완고한 복만과 변비에 후박칠물탕

【환자】 79세 여성

【주증상】 완고한 복만과 변비

【현병력】 당뇨병전문의 소개로 내원했다. 20년 전부터 당뇨병이 있어 인슐린 치료 중이다. 평소 변비 경향이 있었지만 2년 전부터 복부팽만감이 생겨 여러 의료기관을 방문하여 상하부소화관검사, CT, 부인과정밀검사를 받았다. 기질적 이상은 하나도 없다는 소견을 듣고, 여러 약을 처방받았다. 대변은 어떻게든 나오지만 복만감이 전혀 개선되지 않는다고 한다.

【한방진찰】 키 148cm, 몸무게 62kg. 혈압 126/74mmHg. 비만한 체형이다. 맥은 沈弦, 설은 淡紅, 胖, 微白苔. 복진상 복력 중등도이며 배꼽을 중심으로 팽륭되어 있다. 복부 X-ray에서 위, 소장의 일부와 대장에 가스저류가 확인되었다.

【치료경과】 당뇨병성 위장장애(Diabetic Gastroenteropathy)라고 생각했다. 변비약 센노시드와 위장약 모사프리드를 복용 중이었다. 發汗 후는 아니었지만 중간증에서 약간 허증에 사용하는 후박생강반하감초인삼탕을 탕약으로 사용했다. 센노시드 등의 약을 복용하면 복만은 남아 있지만 대변이 일단 나오고는 있었기 때문이다. 1주 후 "腹滿은 약간 좋아졌습니다. 이전부터 있던 두근거림도 함께 치료하고 싶습니다"라고 하여 용골·모려를 가미했다. 2주 후에는 복만과 두근거림 모두 좋아졌다고 했다. 계속 복용하게 했지만, 센노시드를 중단하면 바로 변비가 심해져 복만이 다시 악화되었다. 초진 3개월 후 무렵 후박칠물탕으로 변경하자, 배변도 부드러워지고 가스 배출도 증가하여 날이 갈수록 개선되었다.

본 증례는 고령자임에도 찬 음료를 즐기면서 그럴 때마다 "배가 꾹 하고 아파져요"라고 했다. 현재는 위 처방에 촉초·부자를 가미하여 처방 중이며 순조로운 경과를 보이고 있다.

【코멘트】 복만을 겪고 있는 사람이 많다는 것은 《金匱要略》에 특별히 〈腹滿寒疝宿食病脈證併治〉편이 있는 것만으로도 이해할 수 있다. 현대는 스트레스 사회인 탓에 간기울결로 氣滯가 발생하여 위와 장에 가스저류가 생기고, 그로 인한 복만이 주증상이 되는 증례가 늘어나고 있다. 일본 속담 중에 "말을 하지 않고 참으면 배가 부풀어 오른다"는 말이 있다.

이러한 복만에 양약은 의외로 효과가 없다. 한방약은 한방의학적 진찰에 근거하여 정확하게 처방하면 상당히 효과를 볼 수 있다. 간기울결상태에 정신안정제나 항우울제, SSRI를 사용하는데, 이러한 처방은 마음의 안정을 얻을 수 있을지는 모르지만 부교감신경절차단작용이 있어 오히려 복만을 악화시킬 가능성이 있다. 한방에서는 소간해울작용이 있는 시호·작약·향부자·오약·소엽을 적절히 가미하여 문제를 해결할 수 있다.

증례10 급성 복통·오심·변비·복만에 대승기탕

【환자】 73세 남성

【주증상】 급성 복통·오심·변비·복만

【현병력】 저녁식사로 비지·방어 양념구이·샐러드를 많이 먹었다. 그날 새벽 2시경 갑자기 복만을 느꼈으며 배꼽을 중심으로 쑤시는 듯한 통증이 생겨 잠에서 깼다. 메슥거림이 심해 화장실에 갔지만 구토는 하지 않았고 대변은 나올 것 같지 않았다. 변비로 고생한 적은 없어 다음 날 아침 내원했다.

【한방진찰】 키 167.5cm, 몸무게 76.8kg. 혈압 136/80mmHg. 실증 타입. 맥은 沈實. 배는 배꼽을 중심으로 팽만하고 心下부터 하복부에 걸쳐 조금만 눌러도 통증이 있었다. 복부 X-ray에서 뚜렷한 가스저류는 없었으며 장 폐색 소견도 없었다.

【치료경과】 식중독 또는 食積에 의한 급성위염+급성변비로 판단했다. 胸脇苦滿과 心下急이 있으면 대시호탕이지만, 그런 소견이 없었으므로 대승기탕을 엑스제로 처방했다. 복용 후 대량의 대변이 나오고, 순식간에 복통·복만·오심이 없어졌다고 했다. 3일분을 복용하고, 치료를 종료했다.

【코멘트】 대승기탕은 소승기탕에 망초를 가미한 것이라기보다 후박삼물탕에 가미한 것이라고 생각하는 편이 좋다. 소승기탕보다 후박을 꽤 많이 사용하기 때문이다.

후박은 요시마스 토도(吉益東洞) 선생의 《藥徵》에서는 '胸腹脹滿을 주치한다. 겸하여 복통을 치료한다'라고 했다. 또 중약학(《중의임상을 위한 중약학》)에서는 行氣藥으로 분류하여 효능을 ①行氣化濕, ②下氣除滿, ③燥濕化痰·下氣降逆이라고 하였으며, 지실과 조합하면 유형의 實滿을 제거하고 무형의 濕滿을 흩을 수 있다고 적어두고 있다.

이런 점에서 생각해보면 대승기탕은 소승기탕보다 복만과 燥屎의 정도가 심한 경우에 사용하면 좋다는 것을 알 수 있다.

설사

최근 완고한 설사를 주증상으로 내원하는 환자가 증가하고 있다. 원인으로 스트레스 사회, 식생활 부조화, 지나친 수분 섭취 등에 의한 裏寒이 고려된다.

과민대장증후군으로 진단하여 지사제 로페라미드나 라모세트론 등이 일반적으로 처방된다. 대부분 그런 약으로 개선될 것이라고 생각하지만, 한방치료를 받으러 오게 되는 경우는 의외로 까다로운 케이스인 경우가 많다.

《傷寒論》과 《金匱要略》의 처방으로 대부분 해결하지만, 좋아지지 않는 증례가 종종 있다. 유감스럽지만, 그럴 때 나는 실력부족을 실감한다. 여기서는 내가 본 난치증례를 정리해서 보고하겠다. 痢疾과 霍亂이 아닌 泄瀉에 속하는 케이스이다. 세균이나 바이러스 등에 의한 식중독 급성위장염이 아닌 소위 과민대장증후군으로 분류되는 유형이다.

가즈키 규산(香月牛山, 1656~1740)의 《牛山活套》에서는 '설사'에 대해 '脾胃虛弱한데 음식이 과도하거나, 기후조건으로 발생'하는 상태이며, 치료는 '脾胃를 튼튼히 하고, 燥濕하여 利小便해야 한다'라고 했다.

설사에 관해서는 내 나름의 분류방법에 준하여 표1과 같이 방제를 감별하여 사용하고 있다.

표1. 설사 방제선택의 포인트

분류	방제명	
비위허약계열	사군자탕계열	啓脾湯·삼령백출산
	평위산계열	위령탕·불환금정기산
	계지인삼탕계열	逆挽湯·胃風湯
	승양제습탕계열	승양제습탕·마황승마탕
반하사심탕계열	斷利湯	
수삽제계열	적석지우여량탕·황토탕·도화탕	

啓脾湯

사군자탕에 진피를 가하면 異功散, 거기에 收澁약과 消積導滯약을 보충한 것이 계비탕이다(이공산+산약·택사·연자육·산사자). 계비탕은 사군자탕증에 수삽약과 소적도체약이 필요한 설사, 특히 소화되지 않은 음식이 섞여 있는 상태에 사용한다.

계비탕의 제약회사 약품설명서 적응증에는 '마르고 안색이 나쁘며 식욕이 없고(여기까지는 사군자탕 적응증과 같음), 설사 경향이 있는 다음 증상: 위장허약, 만성위장염, 소화불량, 설사'라고 기재되어 있다. 나는 소화불량에 포인트를 둔다. 왜냐하면 소적도체약인 산사자가 포함되어 있기 때문이다.

산사자를 중약학(《중의임상을 위한 중약학》)에서는 '비위를 健運하여 음식의 적체를 消積導滯하는 약물'로 정의하고 있다. 비위허약으로 인한 소화불량에 소화효소 같은 약재이다.

산약은 중약학에서 보기약으로 분류하며, 補脾止瀉를 목적으로 출·복령의 효과를 보강하기 위해 같이 쓴다. 육미환이나 팔미환의 산약은 補腎固精·縮尿가 목적이다.

택사는 利水滲濕약으로 분류되며, 복령과 함께 水濕停滯로 인한 소변량 감소·泥狀便 개선에 사용되고 있다.

연자육은 收澁약으로 분류된다. 중약학에서는 '收斂固澁의 효능을 가진 약물'로 정의한다. 표피나 점막, 괄약근이 여러 원인에 의해 긴장이 느슨해져 내용물이 밖으로 새어 나와 흐르는 것을 신맛의 수렴하는 연자육이 단단히 죄어 나오지 않도록 한다.

증례1 소화되지 않은 음식이 섞인 설사에 계비탕

【환자】 73세 남성

【주증상】 2년 이상 지속되는 설사

【현병력】 X−2년경부터 스트레스 받을 때나 기름기 있는 음식을 먹을 때, 갑자기 설사를 한다. 특히 식후 30분 정도에 설사가 일어난다. 하루 3~4회 정도로, 설사 양상은 물 같으며, 소화되지 않은 음식이 섞여 있는 경우가 많다. 복통은

없다. X년 7월 6일에 내원했다.

【한방진찰】 혈압 112/74mmHg. 마른 체형이며 맥은 沈脈. 설은 약간 붉고 胖·薄白苔. 복진상 복력은 약하고, 臍傍~臍上에 복부대동맥 박동이 촉지되었다. 진수음(+).

【치료경과】 소화되지 않은 음식이 섞여 있는 완고한 설사라고 판단하여, 사군자탕 계열의 계비탕 엑스제 7.5g(3회로 나누어 복용)을 처방했다. 복용 3~4일 후 모든 증상이 드라마틱하게 개선되었다. 환자가 원하여 지속 복용 중이다.

【코멘트】 소적도체약에 관해 추가적으로 설명한다.

- 산사자: 기름기 많은 음식이나 육류 식적에 의한 복만·복통·설사
- 신곡: 위와 같다
- 맥아: 면을 먹고 식체가 발생한 경우
- 곡아: 곡류를 먹고 식체가 발생한 경우

산사자·신곡은 트립신·리파아제 같은 작용, 맥아·곡아는 아밀라아제 같은 작용으로 이해하면 좋다.

대표적인 收澁약으로는 연자육 외에도 산수유·오미자·오매·芡實·적석지·우여량 등이 있다. 이 약재들 위주로 구성된 방제로 적석지우여량탕이나 도화탕(적석지·건강·갱미)이 있다. 황토탕에 포함된 伏龍肝, 즉 황토는 중약학에서는 지혈약으로 분류하지만, 澁腸止瀉 효능도 있으므로 비허인 만성설사에도 잘 사용할 수 있다.

胃風湯

위풍탕은 당귀·천궁·백출·복령의 당귀작약산에 택사가 빠지고 계지·인삼·건율을 더한 구성이다. 엑스제라면 당귀작약산 합 계지인삼탕이다. 건율은 빠진다. 건율은 《중의임상을 위한 중약학》에서 秫米라는 별칭으로 안신제로 분류되어 있고, 益陰和胃·安神의 작용이 있다고 한다. 그렇다 보니 止瀉를 목적으로 한 방제에 굳이 필요할까 의심이 든다. 야카즈 도메이(矢數道明) 선생은 그의 저서 《臨床應用漢方處方解說》에서 "건율은 이완된 장관에 긴장감을 준다"라고 코멘트하고는 있지만, 2g/일 정도의 용량이 얼마나 효과를 발휘할지 나로서는 잘

모르겠다. 원전에는 "율미는 100알 이상 사용한다[栗米百余粒]"라고 되어 있다.

《和劑局方》에는 "風冷虛를 맞은 腸胃에 수곡이 소화되지 못하고, 설사하며 腹脇虛滿하고 腸鳴㽲痛, 腸胃의 濕毒으로 와서 콩즙처럼 어혈이 밤낮없이 나오는 것을 치료한다"라고 되어 있다.[1]

야카즈 도메이(矢數道明) 선생의 《臨床應用漢方處方解說》에는 응용법으로 "만성으로 경과하여 쇠약한 허증 설사이면서 소장뿐 아니라 오히려 대장과 직장부에까지 만성 염증이 있을 때 사용한다. ……반하사심탕이나 진무탕에 반응하지 않는 만성설사 등에 응용한다"라고 했다. 사용 목표로 "평소 위장이 허약한 사람이 한랭 등으로 설사가 잘 생기며, 만성으로 경과하여 체력도 쇠약해졌을 때……, 변은 무르고 소화되지 않은 변 혹은 물 같은 변일 때, 혹은 약간의 점액이나 혈액이 섞여 있는 경우에도 좋다. 복용횟수는 2~3회……복부긴장도 허하며 물렁물렁하다"라고 서술했다.

위풍탕증의 이미지가 떠오르지 않는가? 다음 증례가 위풍탕이 효과가 있었던 전형적인 타입이다.

증례2 폭포처럼 쏟아지는 설사에 당귀작약산과 계지인삼탕(위풍탕 방의)

【환자】 24세 남성

【현병력】 수년 이상 계속된 교대형 과민대장증후군으로 변비는 그런대로 괜찮지만, 설사가 일단 시작하면 어떤 지사제도 효과가 없다. 하루 5~6회 나오는 물 같은 설사를 한방으로 어떻게든 해보고 싶다며 내원했다.

【한방진찰】 키 164cm, 몸무게 81kg. 혈압 136/86mmHg. 통통한 물살형 체질로 보였으나 복력은 중등도였으며, 양측성 胸脇苦滿과 臍下 복직근에 이르는 拘攣, 양하복부의 瘀血로 보이는 압통이 보였다.

【치료경과】 肝鬱로 인한 설사로 생각하면서 복강 내 독을 풀어낼 목적으로 대시호탕 합 통도산을 처방했다. 3일 후, 한꺼번에 대변이 대량 나왔으나 구역감이 있다고 한다. 이진탕을 비롯하여 여러 방제를 처방했지만 전혀 반응이 없었다.

---

1 吉富兵衛 訓註. 《訓註和劑局方》. 제6권, 瀉痢附秘澁, 綠書房. 2000. p.203에서 인용.

진무탕·계비탕 등으로 바꿔도 나아지는 경향이 없었다. 설사할 때의 상태를 자세히 물어보니 배변 시 "푸드덕푸드덕 폭포처럼 쏟아져 사방으로 튄다"라고 했다. 날씨가 추우면 특히 심하다고 했다. 이는 틀림없이 霜腹氣이며 위풍탕증이 아닐까 판단했다. 업무 관계로 탕약을 기다릴 시간이 없다고 하여 엑스제로 치료하기로 했다. 당귀작약산과 계지인삼탕을 7.5g씩 합하여 3회로 나누어 복용하도록 하자, 그토록 완고했던 설사도 점차 멈추게 되었다.

이 증례 이후 설사 환자는 상태를 자세히 듣고 위풍탕을 처방하게 되었다.

【코멘트】 위풍탕의 가감법을 야카즈 도메이(矢數道明) 선생의 같은 책에서 인용해보면 "冷瀉에 좋다. 冷濕이 장에 들어가 설사할 때 쓴다. 복명이 있으면 목향을 가한다. 허한 사람의 臍下冷痛에 목향을 가미하면 좋다. 산후설사에도 좋다. 허약한 소아의 大便不調에 사용하기도 한다(《叢桂家方口解》)." 다음 내용이 포인트가 되는데, "팔물탕에서 숙지황, 감초를 뺀 처방이다. 이런 방의로 치료해야 한다"라고 했다. 기혈이 모두 쇠약하면서 냉할 때, 설사하는 경우 좋다고 할 수 있을 것이다. "……매우 추운 겨울에 배가 쥐어짜듯 아프고 변이 소나기 내리듯 나온다. ……霜腹氣(서리가 내리면 복통, 설사를 호소) ……목향, 炮薑, 사인, 良薑을 가하면 효과가 좋다"[2]도 참고가 된다. 이들 약재는 미리 공부해 두면 유효하게 사용할 수 있다.

계지인삼탕 가미방과 逆挽湯

계지인삼탕은 《傷寒論》 처방으로 요시마스 토도(吉益東洞)의 《方極》에서는 '인삼탕증이면서 上衝하고 急迫이 극렬한 자를 치료한다'라고 했다. 포인트는 '(생략) 協熱하여 설사한다. 설사가 멈추지 않고, 心下痞硬하며 표리가 풀리지 않는 자'이다. 요약하자면 후지하라 겐(藤平 健) 선생이 이야기했듯 '태양계지탕증과 태음인삼탕증의 倂病'[3] 상태에 사용한다고 할 수 있다.

계지인삼탕에 지실·복령을 가한 방제가 나고야 겐이(名古屋玄醫)가 창방한 역

---

2 香月牛山의 저서 《牛山方考》에서 인용.

3 《類聚方廣義解說》에서 인용.

만탕이다. 역만탕이 에도시대에 아주 유명했던 것은 하라 난요(原南陽)가 《叢桂亭醫事小言》에 소개하여 널리 알려졌기 때문이다.

'逆挽'이란 '逆流挽舟'를 줄인 말이다. 역류만주란 어떤 내용일까? 이것을 아는 데 유용한 참고서적이 《중약의 배합》이다. 나는 정말 많은 한방해설서를 가지고 있지만, 이 책은 내용의 충실도가 단연코 탑 클래스이다. 이 책에는 '昇降浮沈에 따른 약 조합' 중 하나로 '역류만주(汗法을 이용한 설사치료)'를 설명하고 있다. '昇散性이 있는 약을 사용하여 설사를 치료하는 방법'이다. 요약하자면 장관 내의 水穀이 흡수되지 않고 아래로 흘러갈 때, 기를 끌어올려 表邪를 풀거나 혹은 表에서 땀을 발산시켜 치료한다는 방법이다. 즉 물의 흐름을 거슬러 올라가 배를 상류로 나아가게 하는 치료법이다.

구성약재는 강활·독활·시호·전호 등의 升揚達表藥에 지각·길경을 합하여 氣機昇降의 균형을 맞추고 인삼을 가하여 기를 돋운다.

역만탕이라는 방제는 나고야 겐이의 창방으로 계지인삼탕에 지실과 복령을 가미한 것이다. 아사다 소하쿠(淺田宗伯)의 《勿誤藥室方函口訣》에는 "1~2일 미열이 나고, 설사를 수십 번 하여 혈변 경향이 있고 裏急後重하는 것을 치료한다"라고 하였다. 작용기전에 대해서는 "역류만주에 비유하여, 아래로 내려올 힘이 없는 것을 일단 위로 쭉 끌어올려 탄력이 붙으면 그 힘을 이용해 아래로 내리는 이치이다. 虛寒설사로 後重한 환자에게 계지인삼탕으로 일단 끌어올리고, 그러면서 지실, 복령으로 흘러내려가게 하는 의미이다"라고 한다. 《중약의 배합》에서 한 정의와는 약간 차이가 있다. 겐이(玄醫)의 역만탕이 효과가 있었던 증례를 소개하고자 한다.

증례3 위풍탕에서 역만탕으로 처방을 변경

【환자】 41세 남성

【주증상】 식사와 관계없이 1일 5~6회의 설사(물 같은 변~무른변)가 있다.

【현병력】 15~16년 전부터 시작되었다. 그 무렵 환경이 바뀌어 심신 모두 스트레스가 많았다고 한다. 기상 후 2시간 정도가 되면 변의가 생겨 당황해 화장실에 가면 수양변~무른변이 튀어나오듯이 '팍!' 하고 나오며 기포가 섞여 있다.

근처 의원에서 인삼탕과 진무탕을 복용했으나 전혀 효과가 없었다며 본원에 내원했다.

【한방진찰】 키 165cm, 몸무게 62kg. 혈압 112/70mmHg. 맥은 좌沈弦(關脈), 우細. 설은 약간 紅舌, 胖하며 齒痕이 있고 微白苔, 약간의 裂紋. 복력은 중등도였으며 양측성 胸脇苦滿, 복직근 拘急, 좌하복 S상결장에 해당하는 부위에 압통이 있다.

【치료경과】 중의학적으로는 肝脾不和이다. 복진 소견을 참고하면 사역산증으로 생각할 수 있었지만 추워지면 특히 심해지고(霜腹氣?) 배변 시에 '팍!' 하고 사방에 튀듯 쏟아지며 기포가 섞여 있었던 점을 참고로 하여 위풍탕(《和劑局方》) 탕약을 처방했다. 복용 5일 후 보통변으로 되었으며 한동안 상태가 좋았다가 42일 후 다시 진흙 같은 끈적하면서 끊어지지 않는 변과 裏急後重이 생겨 역만탕(즉 계지인삼탕 가 지실·복령)을 처방했다. 2주 후 드라마틱한 효과가 있었다고 하여 계속 복용 중이다.

증례4 裏急後重에 역만탕

【환자】 52세 여성

【주증상】 두통·오심·胃가 막힌 느낌·裏急後重을 동반한 설사

【현병력】 내원 이틀 전 갑자기 오한과 두통이 생기고 수 시간 후 오심과 위가 막힌 느낌이 발생했다. 변의가 생겨 화장실에 가면 배가 무지근한 느낌에 물 같은 설사가 있었으며 배변 후 잔변감이 있었다. 증상이 발생한 뒤로 수십 회 화장실에 갔다고 했다.

【한방진찰】 키 167.7cm, 몸무게 43.2kg. 혈압 102/66mmHg. 손발은 찼으나 안색은 상기된 느낌. 맥은 沈細. 설은 淡暗紅紫·胖·齒痕·白苔. 복진상 복력은 약간 약하며 心下痞硬, 여기를 누르자 차갑게 느껴졌다.

【치료경과】 계지인삼탕증으로 생각되었지만, 이급후중이 있어서 계지인삼탕에 지실과 복령을 가하여 역만탕을 탕약으로 처방했다.

4일 후에 내원. 복용 3일 만에 무지근한 배를 포함하여 모든 증상이 깨끗이 나았다고 한다.

【코멘트】 아사다 소하쿠(淺田宗伯)의 책에 역만탕은 "1~2일 미열이 나고 설사를 수십 번 하며 혈변도 보이고, 裏急後重하는 것을 치료한다"라고 했다. "이 처방은 계지인삼탕에 지실, 복령을 가한 것으로, 치료기전은 역류만주에 비유한다. 즉, 아래로 내려올 힘이 없는 것을 일단 위로 쭉 끌어올려 탄력이 붙으면 그 힘을 이용해 아래로 내리는 이치로써, 虛寒下痢로 後重한 환자에게 계지인삼탕으로 일단 표로 끌어 돌려두고, 그사이에 지실, 복령으로 흘러 내려가게 하면 후중이 풀어지는 의미가 된다"라고 하여 그 적응증을 쉽게 제시했다.

요약하면 계지인삼탕증이면서 특히 裏急後重이 심할 때 사용하면 좋다.

같은 책에서 아사다 소하쿠(淺田宗伯)는 裏急後重을 보이는 경우 사용할 수 있는 방제로 사역산·백두옹탕·대승기탕·桃花湯 등을 들면서 감별하도록 조언하고 있다.

승양제습탕(비위허약계열)

승양제습탕은 李東垣의 《비위론》이 출전이다. 내 이미지로는 啓脾湯이나 삼령백출산 타입으로 생각하는데, 이 처방들을 사용해도 효과가 없을 때 두 번째 선택지와 세 번째 선택지를 고려한다. 이 방제에 관해서는 《중약의 배합》이 많은 참고가 된다.

주치는 "비위허약에 의한 식욕부진·복명·복통·심한 설사·濃尿·사지위약감"이다. 이것만 보면 사군자탕계, 계비탕이나 삼령백출산으로도 좋을 것 같지만 구성약재의 방의가 전혀 다르다.

- 시호·승마: 昇提作用·昇陽作用
- 저령·택사: 이수삼출작용
- 진피·반하: 거담음작용
- 방풍·강활: 해표(신온)작용
- 익지인: 溫脾止瀉·溫腎固精 작용
- 신곡·맥아: 소적도체작용

여기에 생강·대조·감초가 들어간다.

작용기전을 추론해보면 비위허약으로 소화관내에 저류한 濕邪(여분의 수분)를 흡수하여 위로 올리고(끌어올리고), 한편으로는 땀으로 내보내고, 또 다른 한편으로는 소변으로 내보냄으로써 설사를 멈추게 한다. 소화되지 않은 음식물은 신곡·맥아로 소화 흡수시킨다. 요약하자면 濕勝, 즉 장관 내 여분의 수분이 비정상적으로 많아 인삼·백출·복령·황기 같은 단순 보기제로는 힘이 부족하다고 할 때 이 방제를 사용해볼 수 있다.

증례5 완고한 설사에 승양제습탕

【환자】 76세 남성

【주증상】 완고한 설사

【현병력】 X년 5월 감기에 걸린 뒤 설사(물 같은 변~무른변)가 계속되어 소화기내과에서 검사 후 기질적 변화는 없는 과민대장증후군으로 진단받았다. 라모세트론을 처방받았으나 전혀 효과가 없었다. 게다가 3kg이나 몸무게가 줄어 같은 해 6월 29일 본원에 내원했다.

【한방진찰】 키 164cm, 몸무게 54kg. 맥은 沈細弦細. 설은 紅舌, 裂紋, 微白苔. 복진상 복력은 약하며 心下를 누르면 차게 느껴지고 배꼽 주위에 복직근 拘攣이 나타났다.

【치료경과】 태음~소음의 裏寒에 의한 설사로 생각했다. 진무탕 합 인삼탕을 처방한 결과 설사(무른변)가 하루 2번, 소화되지 않은 음식물이 조금 섞여 있다고 한다. 10일 후 계비탕으로 변경했다. 그래도 변화가 없어 1주 후 斷利湯으로 변경했지만, 전혀 상황이 변하지 않았다. 다음 처방은 삼령백출산으로 할지 순간 망설이다가, 아무래도 脾胃虛弱이 기저에 있을 것으로 보아 7월 23일부터 승양제습탕으로 바꾸었다. 1주 후 내원 시 "드라마틱한 효과가 있어, 설사가 멈추고 보통변으로 하루 한 번 기분 좋게 배변하게 되었어요"라고 하였다. 그 후 계속 복용하며 현재까지 순조로운 경과를 보이고 있다.

【코멘트】 승양제습탕이 제1선택용 방제는 아니라고 생각한다. 앞서 언급한 것처럼 '비위허약계열' 방제 중 특히 사군자탕계열이나 계지인삼탕계열로 좋아지지 않을 경우, 승양제습탕을 사용하고 있다. 이 정도만 기억해 두면 손해볼 것은 없는 방제이다.

반하사심탕 가미방과 斷利湯

증례6 수양성 설사에 반하사심탕

【환자】 64세 여성

【주증상】 心下痞·복중雷鳴·설사

【현병력】 본래 위가 약해서 조금만 스트레스를 받거나 잘못 먹어도 설사를 한다. 이번에는 업무과로가 계속되던 중, 스트레스 때문에 과식한 뒤 1주 전부터 식후 위 불편감과 막힌 느낌이 있었다. '배가 꾸르륵거리고' 변의를 느껴 화장실에 가면 수양성 설사를 하고 때로는 소화되지 않은 음식물이 섞여 있다. 배변횟수는 하루 3~5회.

【한방진찰】 키 152.5cm, 몸무게 52kg. 맥은 沈弦. 설은 약간 붉고 胖, 白苔. 복진상 복력은 약간 약~중등도였으며, 心下痞硬을 보였으나 이 부위에 냉증은 없었다.

【치료경과】 반하사심탕 엑스제 복용 3일 만에 모든 호소가 개선되었다. 혹시나 해서 1주분을 추가로 처방한 뒤 종료했다.

【코멘트】 이 방제는 출전이 《傷寒論》이며 요시마스 토도(吉益東洞)의 《方極》에서는 "구토하며 心下痞硬하고 복중뇌명하는 자"가 적응증으로 되어 있다. 구성 약재는 반하·황금·황련·인삼·건강·감초·대조 7개인데, 효과를 높이기 위한 가감방이 아사다 소하쿠(淺田宗伯)의 《勿誤藥室方函口訣》에 나온다.

"나는 반하사심탕을 즐겨 운용한다." 구체적인 가감법의 예로 "심하逆動悸가 있는 자는 복령을 가하고"(토도의 《藥徵》에 복령은 悸와 肉瞤筋惕을 주치하는 것으로 되어 있다) "背惡寒하면 부자를 가하고(이하 생략)"가 있다.

이 환자는 1년 후 상기 주증상에 추가로 "등이 오슬오슬하고 춥다"며 내원했다. 당시 복진상 심하비경이 있었고, 누르면 약간의 냉증이 있었기 때문에 반하사심탕에 부자를 추가하였더니 드라마틱할 정도로 좋은 효과를 보였다.

다른 가감법으로 "氣鬱이 있으면 향부자를 가한다"가 있으므로 스트레스 경향이 배경이면, 향소산 엑스제를 합방하면 좋다.

이 외에도 "澼飮이 있으면 오수유, 모려를 가한다" 등의 기록도 있어 응용범위는 매우 넓다. '어지러움'과 '딸꾹질'에 대한 가감법도 나온다.

또한 완고한 설사에 자주 사용되는 방제로 단리탕(출전은 《外臺秘要》)이 있는데, 반하사심탕 거 황금 가 복령 부자로 반하사심탕 가감방 중 하나이다.

가감법에서 "용골을 가하여 胸心下의 伏水를 치료한다"라고 나온다. 심하의 출렁출렁하는 소리가 심할 때는 용골을 가하면 좋다. 단리탕의 사용 포인트는 "본래 심하에 수음이 있고 이미 陰位에 빠져 설사가 멈추지 않는 경우"이다. 반하사심탕 적응증이 만성화되어 이미 오랜 시간 지속된 허증일 때 사용할 수 있다.

증례7 오래된 설사와 복명

【환자】 70세 남성

【주증상】 1주 이상 계속된 설사와 식후 복명

【현병력】 X년 6월 하순, 베트남에서 섭취한 음식이 맞지 않았는지 귀국 후 열이 나고 3~4일 동안 식후 배가 꾸르륵하고 "샥! 하고 쏟아지는 물 같은 설사"를 하게 되었다. 근처 의원에서 받은 지사제(로페라마이드)를 복용하면 오히려 배가 빵빵해져 괴로웠다. '한방으로 어떻게 해결이 안 될까요?'라며 발생 1주 후 내원했다.

【한방진찰】 키 168cm, 몸무게 68.4kg. 혈압 124/70mmHg. 조금 초췌한 느낌. 설은 淡紅·胖·齒痕·白苔. 맥은 沈細. 복진상 복력은 중등도이며 심하비경, 胃內停水가 있었다. 체온은 35.2℃로 저체온이었다.

【치료경과】 반하사심탕증으로 생각했지만 초췌한 느낌과 저체온이 있어 陰位에 빠졌다고 판단하여 단리탕 탕약을 처방했다.

5일 후 내원했을 때, 설사는 2일 후 뚝 그쳤고 식욕이 생겨 건강히 지내고 있다고 하여 복약을 종료했다.

【코멘트】 증에 맞다고 생각한 한방약을 처방해도 더 좋아지지 않는 경우에는 1~2개 약재 가감만으로도 효과를 발휘할 수 있다.

한방을 본격적으로 배울 때에는 선현의 귀중한 저서, 특히 치험례를 읽는 것이 포인트 중 하나이다. 요시마스 토도(吉益東洞)의 《建殊錄》, 《東洞先生配劑

錄》과 오다이 요도(尾台榕堂)의 《井觀醫言》[4]을 보면 거기에 쓰인 방제는 대부분 《傷寒論》·《金匱要略》 출전의 처방이며 가미법은 거의 나와 있지 않다.

반면 아사다 소하쿠(淺田宗伯)의 치험록 《橘窓書影》에는 《傷寒論》·《金匱要略》 처방을 단독으로 사용한 증례가 의외로 적다. 후세파나 에도시대 경험방을 포함해 다양한 처방이 사용되고 있다. 방제에 따라 고방처방을 기본으로 하고 약재 2~3개를 가미한 방제에 새 이름을 붙인 것이 의외로 많다.

적석지우여량탕

《傷寒論》 조문에 "상한으로 탕약을 복용해도 설사가 멈추지 않고 심하가 비경한다. 사심탕을 복용해도 그치지 않고 다른 약을 복용해도 설사가 멈추지 않았다. 의사가 이중탕을 처방했으나 도리어 설사가 심해졌다. 이중탕은 중초를 편하게 한다. 설사는 하초에서 기인한 것이다. 적석지우여량탕으로 치료한다[傷寒服湯藥, 下利不止, 心下痞鞕. 服瀉心湯已, 復以他藥下之, 利不止, 醫以理中與之, 利益甚. 理中者, 理中焦, 此利在下焦, 赤石脂禹餘糧湯主之]"라는 기록이 있다.

이 타입에 해당하는 설사가 꽤 있다. 적석지, 우여량 모두 중약학에서는 收澁藥으로 분류하는데, 이 2가지를 항상 준비해 두기는 쉽지 않다.

---

4 尾台榕堂 저. 横田觀風 편. 尾台榕堂全集. 日本の医学社. 2010에서 인용.

방광염 유사 증상

여성의 방광염 유사 증상은 연령을 불문하고 비교적 흔히 나타난다. 세균성인 경우 항생제 치료가 기본이지만, 때로는 여러 부작용으로 복용을 하지 못하는 경우도 있다. 허실을 고려하여 용담사간탕이나 오림산·저령탕을 감별하여 처방하면 항생제를 사용하지 않고도 좀더 단기간에 깨끗이 치유되는 경우가 많다.

하지만 지금부터 이야기할 증례는 갱년기 또는 중장년 여성의 방광염 유사 증상에 항생제나 앞서 말한 세 가지 한방약으로 효과가 그다지 없었던 한방치료에 관한 것이다.

증례1 온경탕

【환자】 56세 여성

【주증상】 20분 간격으로 발생하는 요의와 배뇨

【현병력】 작년 5월 폐경이 되었다. 그리고 올해 20분 간격으로 요의가 발생하고 소변을 보아도 조금밖에 나오지 않고, 매번 뭐라고 표현할 수 없는 잔뇨감과 해당부위의 불쾌감이 있어 부인과 진료를 받았다. 소변검사에서 이상은 없었다. 건조성 노인성 질염으로 진단받고 치료받았지만, 방광염 유사 증상에는 아무 효과가 없었다. 최근 1주간 감기 같은 증상도 있어 X년 4월 X일 본원에 내원했다.

【한방진찰】 키 149cm, 몸무게 63kg. 혈압 126/74mmHg. 맥은 沈細. 복력은 약간 약하고 우하복부에 어혈의 존재를 시사하는 것으로 생각될 경도의 압통이 있었다. 또한 望診상 입술은 건조하고 손가락이 갈라져 있었으며 건조한 피부에 손바닥은 뜨거웠고 귓바퀴 아래쪽에 건조성 皮疹이 있었다. 설은 淡紅~약간 紅·胖·齒痕·微白苔, 우측 약간 바깥쪽에 剝苔가 보였다.

【치료경과】 血虛와 瘀血, 그리고 津虛가 병발한 병태로 판단하였다. 방광염 유사 증상은 건조성 노인성 질염에 의한 국소자극으로 발생하였다. 온경탕 엑스제에 향소산 엑스제를 합방하여 처방했다. 향소산을 선택한 것은 도호대학 스에

하라 쓰쓰이(筒井末春) 선생의 SRQ−D(도호대식 우울 척도)(정상 〈 10점, 우울증 의심 〉 16점)에서 16점으로 우울증 경향을 보였기 때문이며 아울러 감기에 대한 효과도 기대하였다.

2주 후 내원하였을 때, 20분마다 있었던 요의가 1시간 간격으로 줄었다. 입술 건조, 귓바퀴의 피진도 좋아졌다.

4주 후 요의는 2시간 간격이 되었고 일상생활도 아주 편해졌다. 입술과 귓바퀴는 깨끗하게 좋아졌다고 한다. 환자가 원하기도 하여 한동안 계속 복용하게 했다.

【코멘트】 온경탕의 응용범위는 실제로 다방면에 걸쳐져 있다.[1] 나는 사용 포인트를 혈허+진허와 虛熱에 두고 있다. 여러 증상 중 하나로 노인성 건조성 질염이 있다. 언뜻 보기에 방광염 유사 증상을 보이거나 실제로 세균성 방광염이 일어나 있는 경우도 종종 있다. 배경인자를 고려하여 온경탕을 기본으로 처방하고 있다. 유효율은 꽤 높은 편이다.

온경탕의 출전은 《金匱要略》〈婦人雜病脈證併治〉이다. 거기에는 "제자가 묻길, 한 부인이 50세에 설사를 하는 병에 걸려 수십 일이 지나도 그치지 않는다. 저녁이 되면 열이 나고 少腹裏急, 腹滿하며 손바닥이 煩熱하고 입술이 마르는 것은 어째서인가? 스승이 답하길, 이 병은 帶下에 속한다. 원인은 유산을 한 경험이 있는 여성의 아랫배에 어혈이 남아 없어지지 않았기 때문이다. 이것은 입술이 건조한 것으로 알 수 있다. 마땅히 온경탕을 사용해야 한다", "부인이 아랫배가 차서 오랫동안 임신을 하지 못하고, 동시에 자궁 출혈이 있거나 혹은 월경과다, 월경불순이 있을 때 함께 치료한다"라고 서술되어 있다.

온경탕은 엑스제가 있어 예전부터 자주 사용되어 온 처방으로 생각할 수 있지만, 오다이 요도(尾台榕堂)의 《類聚方廣義》나 유모토 규신(湯本求眞)의 《皇漢醫學》에는 실려 있지 않다. 이나바 분레이(稻葉文禮)의 저서 《腹證奇覽》과 와쿠타 요시토라(和久田叔虎)의 《腹證奇覽翼》에도 나오지 않는다.

온경탕의 구성약재와 방의를 해설하겠다. 기본적으로 당귀·천궁·작약·아교·맥문동이 혈허·진허를 보하고, 당귀작약산과 달리 출·복령·택사 같은 이수 계통의 약재가 포함되어 있지 않으므로 건조 경향이 있는 쪽에 사용할 수 있다.

내가 생각하는 온경탕증의 이미지는 다음과 같다. 마르고 힘줄이 팽팽한 체형이며, 피부와 입술은 건조 경향이고 손가락은 가늘고 잘 갈라지며 손톱도 잘 깨진다. 여기에 허열로 인해 손바닥은 화끈거리고 안색은 약간 상기된 경향이 있다. 복진상 아랫배가 약간 차다.

증례2 청심연자음

【환자】 64세 여성

【주증상】 3개월 이상 계속된 방광염 유사 증상

【현병력】 본래 신경질적 성격으로 사소한 일에도 신경 쓰고 그때마다 다양한 증상을 호소하였다. 이번엔 2월에 심한 방광염에 걸려서 집 근처 비뇨기과에서 진료받았다. 처방받은 항생제로 질칸디다증이 생기고, 그에 대한 치료를 받고 나니 빈뇨가 생겨 소변을 보아도 조금씩만 나오고 시원치 않았다. 아침이면 손이 부어 뻣뻣하다. 가슴 언저리가 개운치 않고 마음이 편하지 않다. 손발이 화끈거린다. 게다가 쉽게 피로한 상태였다.

【한방진찰】 키 161cm, 몸무게 56kg. 혈압 128/78mmHg. 맥은 沈細, 약간 數. 설은 淡紅·胖·齒痕·微白乾苔. 복진상 복력은 약간 약하고 가벼운 心下痞硬, 臍上悸가 있었다. 소변검사에서 단백뇨(−), 당(−), 잠혈(−), 백혈구(±), 세균(−)이다.

【치료경과】 방광염 유사 증상과 문진상 구건·쉬 피로, 신경질적 성격 등을 참고하여 청심연자음 엑스제를 처방했다. 1주 후 내원했을 때, 복용 4~5일째 소변이 기분 좋게 나왔고 구건과 心煩, 몸이 무거운 느낌도 대부분 없어졌다고 했다. 조금 더 복용하고 싶다고 하여 2주분을 추가 복용한 뒤, 모든 증상이 사라져 종료했다.

【코멘트】 청심연자음은 《和劑局方》이 출전이며 5권 '治痼冷'과 8권 '治雜病'에 나온다. 《萬病回春》에서는 〈濁證門〉에 나오는데, 그 내용을 인용하겠다.

"心中煩燥하고 思慮憂愁하며 抑鬱한데 小便赤濁하며 혹은 沙漠(소변에 모래가 섞인 것 같이 혼탁)하며 밤에 몽정하고 遺瀝澁痛하며, 소변에 피가 섞인 것같이 붉은 경우 혹은 酒食過度로 上盛下虛하여 心火上炎하고, 그로 인해 肺金이 극함을 받아 口苦咽乾하고 간신히 消渴까지는 아니지만 사지가 권태하며, 남자는

五淋, 부인은 赤白帶下가 나오며 五心煩熱하는 것을 치료한다."

구성약재는 맥문동·복령·황금·차전자·인삼·황기·감초·연육·지골피 9개이다.

구체적인 활용 포인트를 오쓰카 게이세쓰(大塚敬節) 선생의《증후에 따른 한방 치료의 실제》에 다음과 같이 서술하고 있다.

"이 처방은 사군자탕을 기본으로 하여 조합한 방제이므로 평소 위장이 약하여 지황제를 복용하면 식욕이 없어지거나 대변이 물러져 위장에 문제가 생기는 경우 사용한다. 사용목표는 淋瀝으로 소변이 나올 것 같다가도 잘 나오지 않음이다."

사군자탕 타입 脾氣虛의 방광염에 사용하는 이미지이지만, 이 처방의 특징은 여기에 '心中煩燥·思慮憂愁'와 '上盛下虛'가 추가된다, 오쓰카 선생이 제시한 포인트에 "상기되어 얼굴이 붉고 편히 잠을 자지 못하며 발이 차다"를 추가하면 된다고 생각한다. 내 스승이신 야마다 데루타네 선생은《한방처방응용의 실제》에서 "냉증이며 신경질적인 경우가 많고, 우울해하면서 쓸데없는 걱정이 많다 ……"고 청심연자음증 특징을 명확히 해설하였다.

평소에 나는 가미소요산이나 시호계지건강탕을 복용 중이거나 처방해보면 좋겠다는 타입의 방광염 유사 증상에 청심연자음을 사용하여 효과를 종종 보고 있다. 특히 입 마름이나 心中煩熱, 신경질 등을 포인트로 보고 있다.

【참고문헌】

1) 織部和宏·井口敬一. 東洞先生はそうおっしゃいますが. 月刊漢方療法. 2012, 16(8), p.16.

요추염좌

제1선택약은 調榮活絡湯

나는 원래 결합조직질환과 소화기내과를 전공했는데, 한방 위주의 클리닉을 한 후로는 통증을 호소하며 내원하는 환자를 볼 때가 많다. 우선 요추염좌에 대해 이야기하겠다.

원인 혹은 배경이 되는 인자와 병태는 다양하지만 사용하는 제1선택약은《萬病回春》'요통'에 나오는 조영활락탕이다. 원문에는 "힘을 잃고 허리를 삐끗하거나 넘어져 타박을 입고 어혈이 응체되어 대변이 나오지 않을 정도이며, 허리가 아픈 자를 치료한다[治失力腰閃 或跌撲瘀血凝滯 及大便不通 而腰痛者]"이다. 구성약재는 당귀·도인·대황·우슬·천궁·적작약·홍화·생지황·강활·계지 10개이다.

증례1 조영활락탕

【환자】 67세 남성

【현병력】 3주 전 추운 날씨에 5시간 제초작업을 한 다음 날 아침 허리와 등 통증 때문에 일어나지도 걷지도 못하게 되었다. 3일 후, 어떻게든 일어나서 근처 정형외과를 방문했다. 여러 처치를 받고 약도 처방받았으나 전혀 효과가 없어 X년 12월 X일 본원에 내원했다.

【한방진찰】 키 164cm, 몸무게 66.6kg. 혈압 114/76mmHg. 비교적 튼튼한 체형. 맥은 沈弦. 복력은 충분하였고, 양 하복부에 압통이 있어 어혈 소견으로 생각했다.

【치료경과】 조영활락탕을 탕약으로 처방했다. 1주 후 웃는 얼굴로 내원했다. 복약 3일 후 아침부터 요통이 전부 사라졌다고 한다. 환자가 원하여 2주분을 더 처방하고 경과가 양호하여 치료를 종료했다.

엑스제를 쓴다면

외상으로 인한 것은 물론이고 어혈이 관련된 요통은 원전에 나와 있듯 '낮에는 가볍고 밤에 심한' 경향이다. 1인 가정에서 요추염좌가 생기거나 심한 통증으로 일어나거나 걷기, 뒤척이기 등을 마음대로 못할 때는 탕약을 복용하게 하는 것은 무리이다. 엑스제로 대용한다면 조영활락탕의 구성약재와 방의를 여러 방면으로 검토하여 치타박일방 엑스제와 소경활혈탕 엑스제를 합한다. 이 조합이 실제 아주 드라마틱한 효과가 있음을 확인하고 있다. 포인트는 외상 관련 병태로서 급·만성에 관계없이 지금까지 대부분 복용 1주 이내에 깨끗이 호전되었다.

증례2 치타박일방과 소경활혈탕❶

【환자】 60세 남성

【현병력】 과거 여러 차례 요추염좌의 과거력이 있다. 이번에는 3주 전 무거운 물건을 들다가 옆으로 뒤틀려 강렬한 요통이 엄습하였는데, 구급차로 근처 병원에 이송되어 국소주사 등의 처치를 받고 어떻게든 움직일 수는 있게 되었다. 그러나 아직 통증이 심하고 좌측으로 좌골신경통까지 진행하였다며 내원했다.

【한방진찰】 키 162cm, 몸무게 54kg. 혈압 126/94mmHg. 맥은 沈弦細. 복력은 약간 약했지만 배꼽 우측 옆쪽에 다카기 압통점1이 양성이었다. 대변은 변비 경향이다.

【치료경과】 조영활락탕의 방의로 치타박일방과 소경활혈탕 엑스제 각 7.5g씩 3회로 나누어 복용하도록 했다. 1주 후 내원했을 때, 요통과 좌골신경통은 복용할 때마다 신속하게 효과가 있었다고 한다. 혹시나 하는 마음에 1개월분을 복용하고 종료했다.

증례3 치타박일방과 소경활혈탕❷

【환자】 46세 남성

【현병력】 3년 전 요추염좌로 서양의학적 처치와 약 처방도 받았으나, 요통이 좋아지지 않는다고 하며 한방치료와 침 치료를 위해 내원했다.

【한방진찰】 키 181cm, 몸무게 72kg. 당당한 체형. 혈압 120/80mmHg. 맥은

沈實. 복진상 배꼽 주위의 복직근에 拘攣이 있었고, 우하복부에 어혈로 추정되는 저항·압통이 있었다. 식욕·대소변은 양호. 최근 요통 때문에 그만두었지만 취미는 등산이고, 온종일 의자에 앉아서 컴퓨터 작업을 한다.

【치료경과】 좀처럼 쉽게 치료되지 않을 것 같다고 생각하였다. 3년 전이라 하더라도 원인이 외상 관련이므로 조영활락탕 방의로 치타박일방과 소경활혈탕 엑스제를 7.5g씩 합방하여 3회로 나누어 복용하게 했다. 1주 후 "통증은 거의 없어졌다. 몸이 따뜻해졌다. 일상생활동작도 좋아졌다"라고 했다. 3주 후 계단을 뛰어 올라가거나 단거리 마라톤을 할 수 있게 됐다. 이후 무리를 하면 요통이 생긴다고 하여 계속 복용하게 했다.

【코멘트】 조영활락탕 방의로 치타박일방을 사용했지만, 이 처방은 다양하게 응용할 수 있다. 내가 예전에 춤 연습을 지나치게 하여 우측 허리가 아팠을 때, 과음과 평소 과로 때문에 부교감신경반사로 실신하여 얼굴을 강하게 부딪쳤을 때, 치타박일방을 복용하여 담당 정형외과 선생이 깜짝 놀랄 정도로 금방 회복했던 아픈 경험담을 어느 칼럼에 쓴 적이 있다.

【참고문헌】

1) 高木嘉子. 治打撲一方の圧痛点. 日本東洋医学雑誌, 1995, 45(3), p.541

2장

방제로 본 한방치료

기허의 주 처방

한방을 전문으로 하는 의사가 비교적 자주 사용하는 처방 중에 사군자탕과 육군자탕이 있다. 참고가 될 만한 문헌으로 에도시대 초기에 활약한 오카모토 잇포(岡本一抱, 1654~1716)의 《方意辨義》가 있다. 기의 개념은 중의학적으로 이해하는 것이 쉽고 빠르지만, 일본한방의학의 흐름 속에 해설하도록 하겠다.

유명한 오장육부론은 시스템론으로 상생상극 관계를 보여준다. 딱 한 가지 특정 臟腑가 가장 중요하다 할 수 없고, 또한 살아가는 데 있어서 무엇 하나 불필요한 장부는 없다. 《黃帝內經素問》〈靈蘭秘典論篇〉에서는 '心은 君主之官'이라든지 '간은 將軍之官'같이 周代의 관직에 비유하여 장기기능을 해설하고 있다. '心'의 작용이 가장 중요해 보이지만 全文을 읽어보면 전혀 그렇지 않다는 것을 알 수 있다.

오카모토 잇포는 방금 언급한 《方意辨義》 1권 〈中焦元氣之論〉에서 "사람의 몸은 오장육부로 구성되며 그중 心·腎·胃 3가지가 중요하다. 특별히 中焦穀腑를 제일 귀하다 할 수 있다"라고 하고 있다. 왜냐하면 "사람 몸은 精·神 이 2가지가 가장 중요한데(心과 腎의 작용), 그렇다 하더라도 後天, 지금부터 논할 중초의 곡기가 공급되지 않으면 잠시도 존재할 수 없다." 그렇기 때문에 "중초곡부를 가장 귀히 여긴다"라고 하였다. 확실히 선천지기를 가지고 있는 腎과 神明이 나오는 心은 모두 후천의 기가 공급되지 않으면 그 기능을 유지할 수 없기 때문에 '지당하다'라고 할 수 있겠다.

사군자탕과 육군자탕

중초곡부를 다스리는 데 대표적인 보제는 사군자탕이다. 사군자탕은 인삼·백출·복령·감초 4가지 약재에 생강·대조를 추가한 것이다. 원전은 《和劑局方》이다. 효능은 "補脾胃 養元氣이며, 기허의 주 처방이다."

기허란 어떤 상태인가? 모리 유사이(森雄材) 저 《한방처방의 구성과 적용》에서 인용하자면 "기의 작용이 부족하여 전신기능, 대사, 저항력 저하와 흥분성 감약이 동반되는 증후"가 특징이며, "쉽게 피로하고 원기가 없으며 활력이 없다", "아침에 일어나기 어렵고 오전 중 멍하니 있게 되는 경우가 많다", "누워 있고 싶다", "낮에 자주 졸음이 오지"만 "막상 밤에는 잠들기 어렵다" 같은 증상이 있다. 사군자탕은 이 기허의 주처방이다.

사군자탕에 진피·반하를 가한 육군자탕의 사용법에 대해 오카모토 잇포는 "이론적으로 사군자탕은 脾藥, 육군자탕은 胃藥으로 정리할 수 있다"며 명쾌히 차이점을 말하고 있다. 한마디로 기허증상만 있고 胃 증상을 동반하지 않을 때는 사군자탕, 胃 증상을 동반하면 육군자탕이라는 것이다.

내 경험상 현대인에게는 육군자탕이 좋은 효과를 보이는 경우가 많은 것 같다. 서양의학을 하는 순환기내과 의사들이 "무조건 물을 많이 마시자"라고 권하는 것도 이 증을 형성하는 데 일조하고 있는지 모른다. 가미방으로 향부자·축사·곽향을 가미한 향사육군자탕, 시작육군자탕 등이 있다. 와다 도카쿠(和田東郭)는 향사육군자탕에 후박을 가미할 경우의 腹證으로 "배를 두드리면 북을 두드리는 것 같고, 小便不利한 경우"와, 또한 그렇게 해도 "증상개선이 미미한 경우에는 맥아를 가한다. 虛寒이 심하면 부자를 가해야 한다"라고 코멘트했다(《蕉窓方意解》). 엑스제로 사용한다면 향소산 합 계비탕 정도가 아닐까?

어떤 경우든 우선 비위 상태부터 잘 단속하는 것이 중요하다. 다만 脾胃虛라 하더라도 肝鬱의 배경 유무는 확인하는 것이 중요하다는 점은 말할 것도 없다. 특히 현대에는 신경성위염과 과민대장증후군 같은 스트레스가 배경인 질환이 많다.

증례1 피로에 사군자탕과 향소산

【환자】 68세 여성

【현병력】 남편이 치매에 걸려 일단 병원에 입원은 시켰지만, 그 후 너무 지친 탓인지 몸이 늘어지고 한 달 이상 피로가 가시지 않으며 식욕도 없다.

【한방진찰】 키 149cm, 몸무게 35kg. 허하고 마른 체형. 맥은 沈細. 설은 偏淡·胖·齒痕·薄白滑苔. 복력은 약하고 振水音, 心下痞, 臍傍~臍上의 悸가 확인

되었다.

【치료경과】 기허+기울로 보아 사군자탕과 향소산을 각 5.0g씩 3회로 나누어 복용하도록 했다. 1주 후 내원 시 식욕이 나고 기운 없는 것은 많이 좋아졌다고 한다. 체력·기력이 회복되는 것 같다고 하여 계속 복용하게 했다.

【코멘트】 명치 끝 압통에는 향소산이다. 와다 도카쿠(和田東郭)는 《蕉窓方意解》 향소산 부분에서 사용 포인트로 "구미에 심한 통증이 있고……"라고 적어 두었다.

증례2 만성간염과 만성위염에 육군자탕

【환자】 53세 여성

【현병력】 26세 때 B형 간염으로 진단받고 만성화되었다. 몸이 고될 때는 GPT 300 전후, 몸 상태가 좋을 때는 60~70 정도로 나와 근처 의원에서 우루사 등을 처방받으며 경과 관찰 중이다. 그러다가 올해 들어 2월에 화가 날 일이 있은 뒤부터 불면이 계속되었다. 3~4월엔 자녀 2명이 취직하는 과정에서 그 준비로 매우 피곤하였으며, 게다가 남편 간호도 하게 되었다. "최근엔 온몸이 저리고 식욕이 없고 피로감이 심해요. 조금만 먹어도 위가 거북하고 소화가 되지 않아요"라며 4월 17일에 내원했다.

【한방진찰】 마른 체형이며 수족냉증이 있다. 맥은 沈細. 설은 淡紅·胖·齒痕·白膩苔. 복진상 예상과 달리 胸脇苦滿이 없었고, 心下痞硬·胃內停水가 있었다. 서양의학적으로는 '만성간염악화+만성위염'이었다.

【치료경과】 육군자탕 복용 1주 후부터 식욕이 생겼으며, 기분도 조금 좋아졌다. 4월 28일, 많이 움직이면 저녁에 피곤하다. 5월 9일, 식욕과 기력이 생겼고 쉬 피로하던 것이 줄어들었다. 5월 22일, 상태가 매우 좋다. 7월 24일, 심신 모두 최상의 상태라고 했다. 다음 표에 간 기능 추이를 제시한다.

【코멘트】 육군자탕은 일반적으로는 만성위염증상, 서양의학적으로는 Functional dyspepsia 유형, Adaptive relaxation dysfunction에 사용한다.

표2. 증례2의 경과

	4월 17일	4월 28일	5월 9일	5월 22일	6월 7일	6월 26일	7월 24일
GOT	228	668	125	71	61	42	39
GPT	316	892	351	95	79	50	34
γ-GPT	141	266	330	217	191	147	105
ZnTT		16.5	21.0				
TTT			8.0				
HBs-항원			(+)				
e-항원			〈0.50				
e-항체			100				

증례3 비기허가 기본으로 있는 만성화된 기침에 육군자탕가미

【환자】 75세 여성

【주증상】 식욕부진·설사·오래된 기침

【현병력】 X년 4월 초, 원인을 확실히 알 수 없지만 구토와 설사가 장기간 계속되면서 입이 쓰고 음식을 먹을 수 없게 되었다. 체력이 약해진 탓인지 반복적으로 감기에 걸리고, 몸무게도 줄어들었다. 최근 2주간 기침이 빈발하게 되었다. 양약으로는 좋아지지 않아 5월 24일 내원했다. 식욕이 전혀 없고, 무리해서 먹으면 위가 더부룩하며 온종일 몸이 나른하다. 기력도 없다고 한다.

【한방진찰】 키 153cm, 몸무게 38kg, 혈압 134/80mmHg. 맥은 沈細. 설태는 白膩하며 설색은 淡紅. 舌體에는 齒痕이 있었다. 복진상 복력은 약하고 가벼운 心下痞硬과 胃內停水가 있었다. 혹시나 하여 촬영한 흉부 X-ray에는 이상이 없었다.

【치료경과】 위 소견에 따라 비·폐기허로 생각하여 육군자탕 가 三味(건강·오미자·세신)의 方意로 엑스제 육군자탕 합 영감강미신하인탕을 7.5g씩 3회로 나누어 복용하게 했다.

5일 후 내원했을 때, 식욕이 조금씩 나면서 먹을 수 있게 되었다. 기침과 가래는 거의 나오지 않는다. 그 후 2주분을 처방하자 기관지염 증상이 전부 없어졌고, 이후에는 육군자탕 엑스제만 7.5g(3회로 나누어 복용)을 처방하여, 반년 후 몸무게가 7kg 늘어난 45kg이 되었고 살집이 좋아져 한 번도 감기에 걸리지 않았다고 한다. 치료를 종료했다. 현재는 손자들과 탁구를 즐기며 건강히 지내고 있다.

【코멘트】 육군자탕 가 三味는 2가지가 있다. 하나는 건강·세신·오미자를 가한 것으로 아사다 소하쿠(淺田宗伯)의 《方讀便覽》에는 "肺·脾虛寒, 痰喘氣喘하는 것을 치료한다"라고 되어 있다(또 다른 하나는 목향·후박·향부자를 가한 것으로 《濟世藥室》에는 "心이 쇠약한 경우에 쓴다"라고 했다).

육군자탕 가 삼미방은 육군자탕증에 기침·痰喘이 병발하여 오랜 시간이 흘렀을 때 사용하는 것이다. 탕약으로 쓸 때 행인을 가하거나 부자를 넣으면 효과가 더 좋아진다. 엑스제로 쓸 때 영감강미신하인탕을 합하면 충분히 대응할 수 있다.

오행론에서는 폐의 母는 脾이므로 오래된 호흡기질환에 비위허증이 있을 경우, 비부터 치료하는 것이 기본 테크닉 중 하나이다.

《萬病回春》의 喘四君子湯도 그러한 흐름의 방제 중 하나이다. 《萬病回春》의 청폐탕에도 구성약재 중 당귀가 들어 있는 것이 언제나 신경 쓰인다. 아사다 소하쿠(淺田宗伯)는 《勿誤藥室方函口訣》에서 '降氣'를 도울 목적으로 들어가 있다고 하지만 과연 그럴까 하는 의문이다.

《신농본초경》에서는 당귀를 中品으로 분류하여 효능으로 '咳逆上氣……'라 하고 있으므로, 止咳를 목적으로 사용할 수 있다고 볼 수 있겠다. 지금은 이 정도로 당귀의 작용을 이해하고 있다.

사물탕과 그 가감방

사물탕은 《和劑局方》 婦人諸疾 9권에 기재되어 있는데, "調益營衛, 滋養氣血, 治衝任虛損, 月水不調, 臍腹痛, 崩中漏下, 血瘕塊硬, 發歇疼痛, 妊娠宿冷, 將理失宜, 胎動不安, 血下不止, 及産後乘虛, 風寒內搏, 惡露不下, 結生聚, 少腹堅痛, 時作寒熱"을 치료하기 위해 만들어진 처방이다. 요약하면 산부인과 질환의 혈허 상태에 사용한다. 혈은 중의학에서 濡養作用을 주로 하므로 영양과 윤기가 없을 때 사물탕을 사용한다.

원전에서 구성은 숙건지황(깨끗이 씻어 술에 쪄낸다)·백작약·당귀(노두를 제거하고 술에 담가 살짝 炒한다)·천궁 4가지이다.

이 4가지 약은 위장이 약한 여성들은 좀처럼 장기간 복용할 수 없다. 그래서 일본에서는 예로부터 사물탕을 단독으로 사용하는 경우는 적고 가미나 합방을 통해 사용하여 왔다.

나는 대상포진 후 신경통에 계지가영출부탕을 합방하여 많은 효과를 얻고 있다.

엑스제로 만든 사물탕 가미방으로는 오쓰카 게이세쓰(大塚敬節) 선생이 창제한 칠물강하탕이 있다. 혈허 경향의 고혈압에 자주 사용된다. 안저출혈에도 온청음과 함께 적용할 수 있다. 사물탕에 황기·황백·조구등을 가미한 것이다.

하초출혈에 사용할 수 있는 궁귀교애탕은 사물탕 가미방이라고 하기에는 미안한 부분이 있다. 《和劑局方》보다 훨씬 이전의 문헌인 《金匱要略》이 출전으로 이 처방에서 애엽·아교·감초를 뺀 처방이 사물탕이라고 하는 편이 더 어울릴지도 모르겠다.

주의해야 할 점은 궁귀교애탕의 적응증이 되는 출혈은 瘀血이 베이스가 되는 타입이라는 것이다. 脾統血기능의 저하로 일어난 출혈에는 사군자탕 가미가 제1선택약이 된다. 물론 선홍색 출혈에는 삼황사심탕이나 황련해독탕을 사용해야겠지만.

몸이 마르고 피부가 건조하며 가려울 경우, 중의학에서는 血虛生風이라고 하는데, 《濟生方》의 당귀음자가 좋다. 이런 증상은 고령자에게 많으며 의사들은 항알레르기제나 항히스타민제를 처방하지만 졸음·입마름·탈력감이 잘 발생하므로 당귀음자 쪽이 훨씬 더 적절하다고 생각한다.

온경탕은 계지탕 가감방으로도 해석할 수 있지만, 사물탕 거 지황 가 아교를 포괄하므로 혈허 위주에 사용한다. 이 방제는 응용 범위가 매우 넓다. 근육에 긴장감이 있고 마른 체형의 건조한 피부를 가진 여성이 입술이 건조하고 손바닥이 화끈거리는 증상에 응용한다. 월경이상·불임·갱년기장애뿐만 아니라 진행성지장각화증·건조한 피부 등에도 효과가 좋다.

온경탕 타입은 날씬하고 겉보기에 미인인 사람이 많다. 하지만 '진찰해 봅시다'라며 복진 시 의외로 피부가 까칠하여 놀라는 경우가 있다. 온경탕을 계속 복용하면 점점 피부가 윤택해져 아름다움을 되찾게 된다. 마른 대식가 유형에서도 온경탕 타입이 많다.

당귀작약산은 사물탕에서 지황을 빼고 백출·복령·택사를 가미한 처방이지만, 마르더라도 계지탕 유형과 같은 근긴장감이 없고, 살집이 꿀렁거리는 느낌이 많다. 가만히 손을 잡아보면 당귀작약산은 손이 차나, 온경탕은 따뜻한 느낌을 받는 것이 특징이라고 생각한다(주: 내 개인적 경험이 아니다. 의사로서 임상관찰을 해온 결과이다).

지금부터 사물탕 가감방 증례를 소개하겠다.

증례1 대상포진 후 신경통에 계지가출부탕과 사물탕 합방

【환자】 58세 여성

【주증상】 우측 삼차신경 2, 3번 분지의 찌릿한 신경통

【현병력】 X년 5월 14일, 얼굴에 대상포진이 발생. 이명·난청도 생겼다. 람세이헌트증후군이라는 말을 듣고 큰 병원에서 2주간 입원하여 항바이러스제 정맥주사치료를 받았다. 그 후 근처 피부과에서 스테로이드제와 신경병 치료제 프레가발린을 처방받았다. 표면의 수포가 없어진 뒤에도 통증이 전혀 사라지지 않아 6월 8일 한방치료를 받고자 본원에 내원했다.

【한방진찰】 키 154cm, 몸무게 50kg. 혈압 126/74mmHg. 우측 뺨에서 턱까지

포진 후 반흔이 있다. 맥은 沈弦細. 복력은 약간 약하고 水分穴에서 動悸가 촉지되었다.

【치료경과】 과거 치료경험을 참고하여 계지가출부탕에 사물탕을 합방하여 탕약으로 처방했다. 2주 후 내원했을 때, 우측 뺨부터 턱에 이르는 신경통은 거의 없어졌으며, 이명도 소실되었고, 청력도 회복 경향을 보인다고 한다. 다음 2주분을 처방한 뒤, 모두 좋아졌다고 하여 치료를 종료했다.

【코멘트】 내 경험으로 대상포진 후 신경통에는 이 합방이 가장 효과가 좋다. 만성화되어 체력·기력이 쇠약해지거나 고령자는 십전대보탕이 좋다.

증례2 마른 근육질 체형의 여성 고혈압에 칠물강하탕

【환자】 62세 여성

【주증상】 혈압상승

【현병력】 X년 5월 13일, 딸이 출산을 위해 본가에 들어왔다. 그 때문에 매우 바빠서 혈압이 오르게 되었다. 뒷목부터 등까지 뻣뻣한 증상이 생겨서 내원했다.

【한방진찰】 키 160cm, 몸무게 42kg. 혈압 154/90mmHg. 마르고 근육이 탄탄한 체형, 건조한 피부, 약간 검은 편. 맥은 沈細. 혀는 紅舌·無苔·裂紋. 복력은 약간 약하고 臍上에 복부대동맥 박동이 촉지되었다.

【치료경과】 혈허 유형의 고혈압으로 보아 칠물강하탕 엑스제 5.0g/일을 2회로 나누어 복용하도록 했다. 이후 2주마다 내원. X+16년인 현재까지 혈압이 130/80mmHg 전후로 조절되고 있으며 심신 상태도 매우 좋다.

【코멘트】 같은 허증이라도 기허 유형에는 반하백출천마탕(가 조구등·국화)으로, 혈허 유형에는 칠물강하탕으로 구분하여 사용하고 있으며, 결과는 대체로 양호하다.

증례3 발바닥 저림에 痿證方

【환자】 69세 여성

【주증상】 발바닥에 뭔가 낀 것 같아 걷기 힘들다. 항상 저린 느낌이 있다.

【현병력】 X−4년, 요부척추관협착증으로 수술을 받았으며, 그 후 발바닥 저림

이 생겨 걷기 힘들다. 여러 큰 병원을 방문하여 다양한 약을 복용했지만 전혀 개선되지 않아 X년 8월 29일 본원에 내원했다. 타 병원에서 고콜레스테롤혈증으로 아토르바스타틴(10mg) 1T, 우울증·불면으로 아미트립틸린, 졸피뎀 10mg, 빈뇨로 미라베그론을 처방받아 복용 중이었다.

【한방진찰】 키 151cm, 몸무게 51kg. 혈압 136/90mmHg. 약간 피곤한 안색. 피부는 입술을 포함해 전체적으로 건조한 편. 맥은 沈細. 혀는 紅舌·微白苔·裂紋. 복력은 중등도이며 心下痞硬, 臍上에 복부대동맥 박동이 촉지되었다.

【치료경과】 하반신 저림이 주증상이며 혈허가 있었으므로 《和方集驗》의 위증방을 탕약으로 처방했다. 1주 후 내원했을 때, 발 저림이 4/10 정도가 되었다는 믿을 수 없는 말을 했다. 2주 후에는 발 저림이 거의 좋아져서 양쪽 무릎의 부종과 통증에 대한 치료를 원하여 방기황기탕을 합방했다. 이것도 효과가 좋아서 3개월째 같은 처방으로 지속 복용 중이다.

【코멘트】 각종 신경장애, 특히 저림이 주증상인 경우 한방의학의 관점에서 배경인자가 혈허인 경우가 많다. 그럴 때 나는 위증방을 자주 사용한다. "의외로 잘 듣네, 위증방!"이라 할 수도 있겠지만, 《勿誤藥室方函口訣》에 "이 처방은 후쿠이 후테이(福井楓亭)의 경험에 근거한 처방으로, 허리 아래로 痿證이 생긴 자의 초기에 효과가 있다. 만일 진액이 마르고 부족하여 기침 같은 증상이 있으면 가미사물탕을 써야 한다. 脚氣의 위증에는 두 처방보다는 濟生腎氣丸, 대방풍탕류가 더 적절하다"라고 한다. 본 증례는 증상 발생이 이미 4년 전이므로 가미사물탕과 감별해야 하지만, 위증방이 주효했으니 다행이라고 생각한다.

위증방은 사물탕 거 천궁 가 두충·우슬·황기·창출·지모·황백으로 구성된다. 천궁을 뺀 것은 약력을 하반신에 집중하기 위함이라고 생각한다.

이 증이 더욱 진행하여 진액이 결핍되어 津虛 肺陰虛와 虛熱이 더해지면 사물탕에 생맥산(맥문동·오미자·인삼)을 합방하고 지모·황백과 황련·우슬·두충을 가한 가미사물탕이 적응증이 된다.

痰飮證과 이진탕

기존 치료로는 좀처럼 개선되지 않는 병의 원인, 혹은 악화인자로 水毒이나 냉증, 어혈이 거론된다. 특히 스트레스 사회인 현대에서는 肝氣鬱結이 원인으로 지목되는 케이스가 많다. 의외로 알려져 있지는 않지만, 담음이 존재하는 경우도 있다. 이에 대한 대표처방이 이진탕이다.

이진탕의 출전은《和劑局方》으로 4권 '治痰飮附咳嗽'의 紹興續添方에 "담음이 병을 일으켜, 오심구토하거나 어지럽고 두근거리며 혹은 중완부위가 편하지 않고, 혹은 寒熱이 발생 혹은 날음식이나 찬 음식을 먹어서 脾胃不和"할 때가 적응증인 것으로 되어 있다.

메구로 도타쿠(目黒道琢, 1739~98)의 저서《餐英館療治雜話》에 이진탕 사용에 참고가 될 만한 코멘트가 있다. "혹은 등 가운데 한 부분에 냉기를 느끼거나", "혹은 기괴한 꿈을 꾸거나……혹은 머리와 얼굴에 갑자기 열이 나거나 혹은 驚悸怔忡이 생긴다"라고 하며, 결론적으로 "온갖 괴증을 보이며 그 변화가 끝이 없다"라고 기술하고 있다.

즉, 잡병·奇病을 보이면 담음의 존재를 고려해야 한다는 것이다.

담음이란 무엇일까?

《金匱要略》〈痰飮咳嗽病脈證併治〉에는 "본래 튼튼했던 사람이 말라가고, 장간에 물이 고여 있어 소리가 나는 것이 담음이다[其人素盛今瘦, 水走腸間, 瀝瀝有聲, 謂之痰飮]"라고 했다.[5]

《중의기본용어사전》에는 "수액대사장애로 국소 부위에 생긴 병리적 산물을 지칭한다. 이러한 병리적 산물 중 묽은 것을 飮이라고 하며, 끈적한 것을 痰이라고 한다. 담음이란 체내의 水液運化가 실조되어 신체 어느 부위에 정체되어 발생

---

5 大塚敬節 저. 山田光胤 교정. 金匱要略の研究. たにぐち書店. 2017에서 인용.

하는 병증이다. 광의의 담음은 인체에 생기는 水飮病의 총칭이다. 수음병은 대부분의 경우, 肺脾腎 三臟의 기능실조와 삼초의 기화장애로 수액이 輸布되지 못해 발생한다. 치료는 溫補脾腎·化飮利水를 원칙으로 한다"라고 한다.

요약하면, 담음은 무언가의 원인으로 수액대사에 장애가 생겨 정상적이지 않은 수액이 국소적으로 정체되고 경우에 따라서는 점조화하여 일어나는 병증이라 할 수 있다. 담음의 배경에는 특히 물의 조절에 중요한 역할을 담당하는 脾와 腎의 실조가 있다. 그것을 보강하여 병적인 물을 처리하는 것이 치료의 기본이라 할 수 있다. 같은 책에서 "영계출감탕에 소반하가복령탕을 가한 것"을 사용하도록 추천하고 있지만, 나는 오히려 이진탕이 유효하다고 생각한다. 이진탕 사용례를 소개하겠다.

이번에 소개할 증례는 처방 하나로 시작했지만 효과가 그다지 없었는데, 그 배경에 담음이 관련되어 있다고 판단하여 도중에 이진탕을 가미한 후 효과를 얻은 증례와 처음부터 두 처방을 합방하여 사용했던 증례이다.

증례1 부비동염 후비루에 신이청폐탕 합 이진탕

【환자】 59세 여성

【주증상】 부비동염으로 인한 후비루

【현병력】 50세 경부터 알레르기비염이 생겼으며, 만성화되어 부비동염이 병발하여 이비인후과에서 치료를 받고 있었다. 그러던 중 X-2년 복용 중이던 항생제와 항알레르기제로 위가 손상되었으며, 발의 부종과 좌슬통도 발생하여 8월 본원에 내원했다.

【한방진찰】 키 148cm, 몸무게 56kg. 혈압 126/86mmHg. 脈沈弦數. 혀는 약간 紅舌·胖·白滑苔, 설하정맥충혈 있음. 복력은 중등도였으며, 아랫배가 불룩함. 우하복부에 瘀血로 여겨지는 압통을 보였다.

【치료경과】 탕약으로 방기황기탕 합 계지복령환 가 당귀·의이인·강활을 처방했다. 1주 후 내원했을 때, 발 부종·좌슬통은 거의 좋아졌지만 부비동염이 재발하여 코막힘이 심해지고 전두통이 발생하여 백지·신이를 추가했다. 2주 후에는 거의 좋아졌다고 하여 같은 처방을 계속 복용하게 했다.

그러던 중 X-1년 3월에 삼나무 꽃가루로 인한 알레르기비염이 심해져 부비동염이 병발했다. 특히 후비루로 괴롭다고 한다. 탕약을 중지하고 소청룡탕과 신이청폐탕 엑스제 각 7.5g/일을 3회로 나누어 처방했다. 3주 후 거의 좋아져서 본래 사용하던 탕약으로 돌아갔다. 이후 한동안 괜찮았다가 X년 11월, 코 증상이 다시 악화되었다. 신이청폐탕 엑스제 7.5g/일을 3회로 코막힘은 조금 좋아졌지만, 상인두부에 무언가 딱 달라붙은 듯한, 혹은 끈적거리는 것이 달라붙은 듯한 후비루가 개선되지 않아 불편하다고 한다. 혀를 보면 白膩苔였다. 담음이 강하게 관여되어 있다고 판단하여 X년 12월 이진탕 엑스제 7.5g을 3회로 나누어 복용하도록 합방했다. 이후 2주 간격으로 내원할 때마다, 드라마틱하게 개선된다고 하여 한숨 돌리게 되었다.

【코멘트】 본 증례는 신이청폐탕으로 그럭저럭 좋아지고 있었지만, 상인두부에 가래가 달라붙은 듯한 증상이 없어지지 않음에 담음증의 병존을 깨닫고 이진탕을 합방하여 효과를 얻을 수 있었다.

증례2 항문에서 점액이 나오는 것에 계지복령환 가 의이인 합 이진탕

【환자】 83세 여성

【주증상】 변의와 관계없이 항문에서 점액이 샌다

【현병력】 X-4년, 평소 변비가 있었다. 변의가 있어 힘을 줘봐도 변은 나오지 않고 점액만 새어 나왔다. 항문외과 진료를 받아봤지만 확실한 원인은 설명해주지 않고 치질의 증상 중 하나라고만 진단받았다. 그러나 이후에도 개선되지 않았고, X-2년 다른 의원에 방문하여 한방을 포함한 다양한 치료를 받았으나, 주증상이 개선되지 않아 X년 12월 본원에 내원했다.

【한방진찰】 키 148cm, 몸무게 45kg. 혈압 136/78mmHg. 혀는 약간 紅舌·微白苔·裂紋, 측면은 淡暗紅紫. 맥은 沈弦澁. 복력은 중등도이며 우측에 胸脇苦滿, 양쪽 臍傍~下腹 쪽에 어혈로 추정되는 압통이 있었다.

【치료경과】 점액이 새어 나온 것을 담음의 일종으로 생각했으며, 설진·맥진·복진 각 소견상 어혈도 있다고 판단하여 계지복령환 가 의이인과 이진탕 엑스제를 각 7.5g/일로 3회 나누어 복용할 수 있게 처방했다. 1주 후 내원했을 때, 점액이

새어 나오는 것이 조금 줄었다고 했다. 이후 점점 개선되어 X+1년 1월 전혀 새어 나오지 않는 날도 있게 되었다. 당분간 같은 처방을 계속 사용할 예정이다.

증례3 오령산 합 이진탕

【환자】 48세 여성

【주증상】 목과 어깨의 결림·두통이 있으며, 몸이 늘어지고 기분이 좋지 않다

【현병력】 X−5년부터 특히 계절이 바뀔 즈음이나 기압 변동 시 뒷목 뻣뻣함과 통증·무기력·기분저하가 발생했다. 목욕 등으로 환부를 따뜻하게 하면 다소 편해진다. 기상 시에는 괜찮지만 시간이 지날수록 머리가 멍하고 기분이 울적해진다. 그 후 여러 곳을 방문하여 한방을 포함한 다양한 약을 산더미만큼 복용했지만 효과가 없어 X년 10월 본원에 내원했다.

【한방진찰】 키 161cm, 몸무게 60kg. 혈압 142/80mmHg. 맥은 沈弦滑. 혀는 설은 淡紅·胖·齒痕이 있고, 白滑舌. 복력은 중등도이며 하복부 정중앙에 수술 흔적이 있다(자궁근종으로 2년 전 적출술).

【치료경과】 水毒이 관련된 두통으로 생각했다. 그러나 경과가 길었다는 점과 갈증에 입 안의 끈적거림이 함께 있고 舌診상 담음이 관여된 것으로 판단하여 처음부터 오령산과 이진탕 엑스제 각 7.5g/일을 3회로 나누어 복용하게 했다.

1주 후 내원했을 때, 믿을 수 없을 정도로 좋아졌다고 한다. 어깨결림·두통은 처음의 1~2/10 정도, 무기력, 기분저하는 전부 없어졌고 몸이 가벼워져 움직이기 편해졌다고 한다. 혈압은 114/70mmHg로 낮아졌다. 2주분을 더 처방한 결과, 모든 증상이 사라져 치료를 종료했다.

【코멘트】 평소 같으면 오령산 또는 이진탕 어느 한쪽 단독 처방으로 경과를 보았겠지만 2가지의 併病으로 진단하여 처음부터 합방했다.

사역산의 시대가 찾아왔다

교감신경이 긴장할 때

나는 최근 사역산을 처방할 증례가 매우 증가했음을 실감한다. 이는 남녀 모두 肝氣鬱結 증후를 배경으로 가지고 있는 사람이 증가한 것과 관계있다. 간울이 깔려 있으면 기체가 잘 생기고 또한 어혈 소견을 잘 보이게 된다는 것을 자주 경험하고 있다. 간기가 横逆하면 胃증상이나 상극인 脾의 통증, 과민대장증후군 등을 병발시키는 것도 잘 알려져 있다. 이러한 증상에는 사역산이 자주 사용된다. 이 외에도 스트레스가 관계되어 있는 기침·천식·두근거림이나 젊은 나이에 소변이 잘 나오지 않는 사람에게도 사역산 단독 처방이 효과가 있다.

사역산을 사용하는 포인트는 신경질적인 용모이면서 몸이 약간 근육질 체질이다. 백출과 복령 같은 燥濕·利水하는 약재가 들어가 있지 않기 때문이다. 당귀·천궁·지황·아교 같은 滋陰하는 약재도 들어 있지 않으므로 근육질 경향이더라도 온경탕 타입처럼 口脣 건조나 피부건조는 나타나지 않는 경우가 많다. 또한 손바닥이 땀으로 젖어 있는 경우, 사역산을 사용하는 경우가 많다. 이는 교감신경이 상대적으로 우위에 있기 때문이다.

초기 인류가 사바나에서 출현했을 때 주변은 사자나 하이에나 같은 맨손으로는 도저히 당해 낼 수 없는 포식자가 가득했다. 싸워서 이길 수 없으면 손을 축축하게 하여 나무를 타고 도망쳐야만 했다. 손이 축축해지지 않았던 인류는 모두 먹혀 죽임을 당했으리라 추측한다. 현대인은 긴급 시 손을(발도) 축축하게 하여 나무를 타고 도망쳤던 인류의 자손이다. 사람이 응급 시 땀이 나는 것은 당연한 것이지만, 그 정도의 상황이 아닌데도 그런 반응이 나타나는 것은 무의식적으로 교감신경이 쉽게 긴장함을 나타내는 것이다. 교감신경이 긴장하면 말초혈관이 수축하므로 땀이 배어도 쉽게 식게 된다. 땀이 증발할 때의 기화열 때문에 차게 느껴진다.

사역산의 사용 목표

사역산은 《傷寒論》〈少陰病篇〉에 "소음병에 사역하여 기침하거나 가슴이 두근거리고 혹은 소변이 잘 나오지 않거나 복통이 있거나 설사하고 뒤가 무거운 자는 사역산으로 주로 치료한다[少陰病, 四逆, 其人或咳, 或悸, 或小便不利, 或腹中痛, 或泄利下重者, 四逆散主之]"라고 소개되어 있다. 특히 긴장했을 때, 목이 막히는 느낌이 있어 헛기침을 하고 계속되어 콜록거리는 유형이 많다. 즐거운 일에 마음이 편할 때는 두근거림이 멈춘다는 이야기를 종종 듣는다.

'腹中'이 아프거나 '설사한 뒤 무거운' 빈도가 높다. 좌측 關脈은 弦한 경우가 많으나, 이에 비해 우측 관맥은 약하다.

설진은 약간 紅舌이며, 특히 舌尖보다 변연부가 붉다. 苔는 '설사하고 뒤가 무거운', '배가 아플' 때는 白~微黃태를 보이는 경우가 많다.

사역산 적용을 좌지우지할 결정적 수단은 복진이다. 복력은 적어도 중등도 이상이며, 양측성으로 나타나는 비교적 확실한 胸脇苦滿과 복직근 拘攣 소견(부착부에서 배꼽 주변, 경우에 따라서는 그 아주 약간 아래에까지 이르는)이 나타난다. 특히 대시호탕과 비슷하게 부착부가 폭넓은 것이 특징이라고 나는 생각한다. 그림으로 표현하자면 그림1과 같다. 또한 검상돌기 아래쪽이 대시호탕 적응증은 막혀 있는 데 비해(그림2), 사역산 적응증은 비어 있는 빈도가 높다.

사역산에 향부자·천궁·청피를 가한 시호청간탕과 향부자·오약·천궁·목향·청피를 가한 理氣平肝散을 사용할 적응증에서는 대장의 脾彎曲부와 胃疱에 가스가 뚜렷하게 저류되어 心下부터 좌측 옆구리까지의 팽만감이 심하다. 타진상 반향음 나타나지 않아 대시호탕과 감별이 쉽다.

감별이 어려운 것은 향소산이다. 와다 도카쿠(和田東郭)의 《蕉窓方意解》 조문에서 "남녀 모두 氣滯로 胸中心下痞塞하여 식욕이 없고 조용하며 동작이 늘어지고 心下急縮하고 脇下苦滿에 대시호탕을 사용하게 되면 제대로 받아들이지 못하고 藥味의 무거움에 점점 악화된다. 이럴 때에 향소산을 쓰면 흉중심하가 갑자기 확 트이며 크게 효험을 볼 수 있다"라고 하였다.

내 경험으로도, 얼핏 보아 대시호탕증으로 생각되었더라도 효과가 없을 경우에는 와다 도카쿠의 코멘트를 참고하여 향소산으로 변경하여 개선된 증례가 있다.

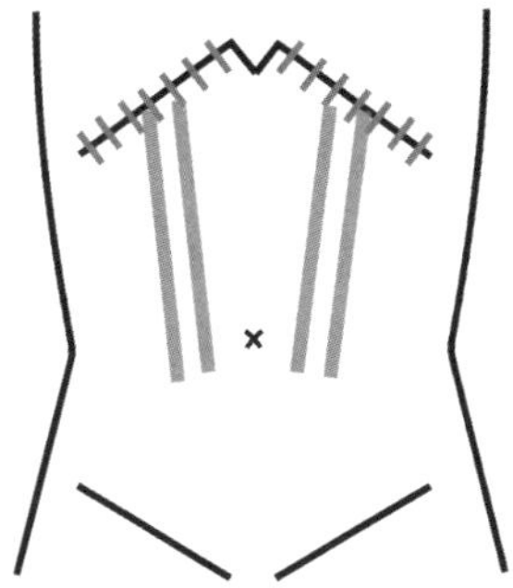

그림1. 사역산 **腹證**

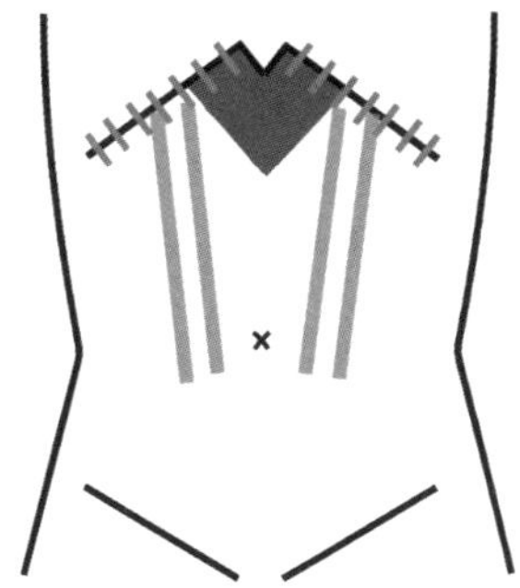

그림2. 대시호탕 **腹證**

일본한방의학과 중의학의 사용법

내가 조사한 범위 내에서 이상하게도 요시마스 토도(吉益東洞)와 그의 아들 요시마스 난가이(吉益南涯)는 시호가용골모려탕도 그렇지만 사역산을 한 번도 사용하지 않았다. 왜일까?

답의 힌트가 되는 것이 토도의 《輯光傷寒論》 사역산 조문에 '방의가 명확하지 않다. 따로 논하지 않겠다'는 해설을 달아 놓은 것이다. 토도의 《方極》이 의도한 관점에서 보면 한 처방에 한 조문밖에 없는 경우, 장중경의 경험도 매우 적었기 때문에 토도도 논외로 하였을 가능성이 높다. 그러나 토도流의 《藥徵》을 참고한 복진이론에서는 사역산 복진 소견은 쉽게 추정할 수 있다고 한다. 따라서 토도도 가끔은 사역산 증례를 만났을 가능성도 부정할 수는 없다.

내가 아는 한 이 처방을 자주 사용하기 시작한 대표적인 사람은 와다 도카쿠(和田東郭)이다. 《蕉窓雜話》 첫 편에 그의 제자가 남긴 코멘트가 있다. 그에 따르면 "선생께서 폐기되어 있던 사역산을 건져 올려 세간의 의사들이 종종 사용할 수 있게 해주었다"라고 한다. 활용법에 대해서 '복부의 증후를 제대로 이해하지 못하면 효험이 없다'라고 하여 복진 소견이 가장 결정적인 수단이 됨을 강조하고 있다.

중의학에서는 《중의처방해설》에 調和肝脾, 특히 소간해울약의 대표처방 중 하나로 사역산의 위치를 부여하고 있다. 요약하면 간기울결상태에 사용한다는 것이다.

오해를 무릅쓰고 말하자면 감염성 위장염보다는 노이로제 쪽에 적합하며, 그 쪽에 사용할 기회가 더 많다.

실제 나는 사역산 조문 그대로 호소하는 증례를 상당히 경험해왔다.

증례1 레이노증후군

【환자】 71세 남성

【현병력】 20대 무렵부터 손발이 매우 차서 레이노증후군이라는 말을 듣고 여러 치료를 받았으나 전부 효과가 없었다. 현재 전립선비대증으로 비뇨의학과, 부정맥으로 근처 순환기내과에서 약물 복용 중이다. 2~3일 전부터 특별한 원인을 알 수 없는 저체온증이 생겨 손발시림이 심해졌다. 식욕저하·전신권태감이 심하고 하루 3회 정도 무른 변을 보고 있다. 2004년 4월 6일 본원에 내원했다.

【한방진찰】 체격·영양상태는 양호하고 望診상 약간 붉은 얼굴이면서 괴로운 것 같은 안색이고, 왠지 우울해 보인다. 聞診상 성량은 보통, 논지는 명쾌했다. 問診상 식욕이 없고 변이 무른 경향이며 움직이면 두근거리고 잠들기 힘들다고 한다. 매일 정종 1홉, 담배 10개비를 피고 있다. 처방선택의 결정적 근거가 된 것은 切診이었다. 맥은 沈弦滑, 혀는 紅舌·胖·白滑苔. 복진상 복력은 중등도이며 양측성으로 비교적 명확한 胸脇苦滿과 臍下에까지 이르는 복직근攣急이 있었다.

【치료경과】 수족냉증과 저체온증은 간울(熱厥)에 의한 것으로 판단하여 사역산을 탕약으로 처방했다. 복용 당일 "오랜만에 잘 잤습니다." 8일, "식욕도 생기고 생기도 돕니다."

9일, 저체온, 세수할 때 생기던 레이노증후군이 좋아졌다. 10일, 모든 증상이 대부분 사라져 "아주 상태가 좋습니다"라고 했다. 약 3개월간 지속한 후 종료했다.

【코멘트】 주증상만으로는 소음병 진무탕증이나 사역탕류로 생각할 수 있지만, 진찰해보니 사역산증이었다. 이 처방은 《傷寒論》〈少陰病篇〉에 "소음병, 사역하여……"라면서 등장하는데, 본태는 肝鬱에 의해 일어난 수족냉증이었다.

증례2 지속되는 기침

【환자】 72세 남성

【주증상】 지속되는 기침

【현병력】 10월 초부터 감기에 걸렸던 기억이 없는 데도, 수시로 잔기침이 나왔다. 특히 스트레스 때나 긴장하면 심해진다. 손발이 쉽게 차가워진다. 배뇨도 시원하지 않다. 비뇨의학과에서 하룻날을 처방받았지만 그다지 효과가 없었고, 긴장하면 요의가 생겨 화장실에 가더라도 시원하지 않다. 10월 26일, 본원에 내원했다.

【한방진찰】 키 170cm, 몸무게 63kg. 혈압 130/80mmHg. 혀는 약간 紅舌·胖·薄滑苔. 맥은 沈弦細. 복력 중등도, 양측성 胸脇苦滿, 복직근攣急, 小腹不仁.

【치료경과】 간울이 관계된 기침과 요불리로 보고 복증을 참고하여 사역산 엑스제 7.5g/일을 3회로 나누어 복용하도록 했다. 1주 후 기침이 거의 나오지 않고 소변도 잘 나온다고 했다. 2주 후 모든 문제가 없어져 종료했다.

【코멘트】 사역산의 "사역하며 혹은 기침하고 ……혹은 소변이 잘 나오지 않는다"는 전형적인 증례이다.

증례3 두근거림·어지럼

【환자】 37세 남성

【주증상】 수면 중 두근거림·어지럼. 때때로 胃痛

【현병력】 5월 7일, 한밤중 3시경, 특별한 원인을 알 수 없는 갑작스럽고 심한 두근거림으로 잠을 깨게 되었다. 일어나려고 하면 어지럼도 동반되었다. 불안하여 아침까지 한숨도 자지 못했다. 이틀 후 5월 9일, 저녁식사 후 다시 두근거림이 있어 잠을 자지 못했다. 위도 때때로 통증이 생겼다. 다른 사람들에게 말할 수 없는 업무상의 스트레스가 있다고 하며 5월 11일 내원했다.

【한방진찰】 키 164cm, 몸무게 53kg. 혈압 130/72mmHg. 약간 불안하고 창백한 안색. 혀는 紅舌·胖·薄白滑苔. 맥은 沈弦細. 복력은 중등도이며 우측이 약간 강한 양측성 胸脇苦滿과 臍下에까지 이르는 복직근攣急이 있다.

【치료경과】 사역산 엑스제 7.5mg/일을 3회로 나누어 복용하도록 했다. 1주 후,

야간 두근거림은 없어졌으나 잠들기 힘들다고 하여 시호가용골모려탕 2.5g을 취침 전에 복용하도록 추가했다. 또한 오이타의대 순환기내과에 의뢰하여 24시간 심전도 검사를 실시한 결과, 문제없다는 결과를 받았다. 이후 불면도 전부 사라져 3개월 반이 지난 8월 28일 치료를 종료했다.

【코멘트】 사역산의 "사역하여 혹은……혹은 가슴이 두근거리고……"에 해당하는 증례이다.

증례4 胃痛과 손등시림

【환자】 52세 여성

【주증상】 위통과 손등시림

【현병력】 10년 이상 가끔 좌상복부가 부어 있는 느낌이 있었고, 누르면 트림이 나오며 가스를 배출했다. 서양의학적으로 모든 검사를 한 뒤, PPI를 처방받았지만 효과가 없었다. 최근 3개월간 손등이 지독하게 시렸고 공복 시 우상복부가 사르르 아팠으며 식후에는 반대로 좌상복부가 더부룩하여 괴로웠다. 1월 11일 내원했다.

【한방진찰】 키 158cm, 몸무게 55kg. 혈압 130/76mmHg. 우울해 보이는 안색. 혀는 淡紅舌·胖·齒痕·薄白滑苔. 맥弦細, 좌측 關脈은 강하고 우측 관맥은 약하게 촉지되었다. 복력은 중등도이며 우측에 胸脇苦滿, 좌상복~측복부 약간 위쪽에 타진상 鼓音. 특히 우측에 확실한 복직근攣急이 보였다.

【치료경과】 사역산 엑스제 7.5mg/일을 3회로 나누어 복용하도록 했다. 1주 후 뚜렷한 개선이 있었다. 1개월 후 胃증상과 손등시림 모두 사라졌다. 이전부터 목과 어깨가 뭉쳐 있다고 하여 갈근가출부탕으로 변경하여 그것도 1주 후 완쾌되었다.

【코멘트】 사역산의 "……혹은 복통이 있고……"에 해당하는 증례이다.

증례5 복통·설사

【환자】 31세 남성

【현병력】 이전부터 뭔가 스트레스가 관계되면 복통·설사가 일어난다. 설사는

裏急後重을 동반한다. 최근 1개월간 증상이 심해져 매일 5회 정도 설사를 한다. 근처 소화기내과에서 위대장내시경을 했지만 문제는 없었다. 처방받은 과민대장증후군 치료제 라모세트론으로 설사는 멈추었지만, 이번에는 변이 잘 나오지 않게 되고 배가 더부룩하며 괴로워 중지하자 다시 설사가 계속된다며 내원했다.

【한방진찰】 키 171cm, 몸무게 56kg. 혈압 120/60mmHg. 마른 체형. 우울해 보이는 흰 안색. 紅舌·白滑苔. 맥은 沈弦數. 마르긴 했지만 복력은 중등도. 양측성 흉협고만, 臍下에까지 이르는 복직근攣急.

【치료경과】 사역산 엑스제 7.5g/일을 처방했다. 2주 후, 설사는 5회에서 2회 정도로 줄었으며 이급후중도 없어졌다. 1개월 후, "매우 좋아요"라고 했다. 식사 때 주의할 점과 적절한 운동, 스트레스 대처법 등을 조언하고 치료를 종료했다.

【코멘트】 사역산의 "……혹은 복통이 있고, 설사하며 뒤가 무겁고……"에 해당하는 증례이다.

가감방 응용

《傷寒論》의 가감법은 다른 처방 응용 시에도 참고가 된다. "기침하면(사역산에) 오미자, 건강을 가한다"가 바로 그 예이다. 陳念祖는 "육군자탕에 건강, 오미자, 세신을 가미하면 드라마틱하게 喘을 치료할 수 있다"라고 한다. 動悸가 있으면 계지감초탕의 方意를 응용하여 계지를 가미하지만, 나는 용골·모려를 가미해서 사용하는 편이 더 많다. 물론 上衝이 심하면 계지를 선택한다. '소변불리하면 복령'이라고 했는데, 저령도 함께 사용하면 더 좋은 효과가 있다. '복통에는 부자'라는 가미법은 어떻게 나온 것일까? 케이스 바이 케이스라고 생각한다.

'泄利下重하면 薤白' 같은 가미법은 어떨까? 일본한방의학 전문의들은 《金匱要略》〈胸痺心痛短氣病脈證倂治〉의 栝樓薤白白酒湯·반하탕·계지탕의 이미지가 강하기 때문에 胸痺에만 사용할 수 있는 약재로 생각한다. 하지만 《중의임상을 위한 중약학》을 보면 해백은 행기약으로 분류되며 효능은 흉비에 通調散結作用뿐 아니라 下氣行滯作用이 있다고 되어 있다. 이렇게 보면 사역산 가 해백의 의도가 이해된다. 현대사회는 內外 모두 스트레스가 많다. 사역산을 사용할 기회가 현격히 증가하고 있다. 다소 참고가 되었으면 한다.

가미소요산과 억간산의 차이점

《傷寒論》은 주로 감염증을 다룬 서적이다. 최근에는 상한론에 수록된 처방을 감염증뿐 아니라 여러 잡병에까지 응용하고 있다. 그러나 오늘날 같은 복잡한 사회에서 《傷寒論》 처방만으로 나 같은 미숙한 사람이 대처해내기는 좀처럼 쉽지 않다. 그렇기 때문에 후세방을 사용하지 않을 수 없는데, 그중에서도 자주 사용하는 대표적인 처방으로 가미소요산과 억간산이 있다.

가미소요산의 출전은 《和劑局方》(9권 '婦人諸病에 소요산'이라고 기재되어 있다)이며, 억간산은 《保嬰撮要》(명대의 薛鎧 撰, 薛己 증보)이다. 일본에서 두 처방이 언제부터 자주 쓰였는지 조사해보니 가미소요산은 《衆方規矩》와 《萬病回春》 등에 수록된 것이 계기가 되었다. 억간산에 대한 기록은 따로 없는 것으로 보아 에도시대 당시에는 빈용처방이 아니었을 가능성이 높다.

가미소요산과 억간산이 기록된 서적

억간산은 에도중기에 활약한 와다 도카쿠(和田東郭)의 《蕉窓方意解》에 억간산 가 작약의 형태로 실려 있다. 메구로 도타쿠(目黒道琢)의 《餐英館療治雜話》와 고가 쓰겐(甲賀通元)의 《古今方彙》에 억간산으로 수록되어 있어 이때부터 자주 사용하게 된 것으로 보인다.

각 출전의 어느 항목에 기록이 있는지를 살펴보면, 가미소요산의 경우, 《古今方彙》에는 瘧疾에 "鬱症이 있으면서 학질과 유사한 자를 치료하는 첫 번째 약이다. 그 寒熱은 正瘧과 다르지 않다…………"라고 되어 있으며 구성약재는 현재 우리가 사용하고 있는 처방과 약간 차이가 있다.

역시 중요한 것은 여성의학 虛勞이다. 기본은 소요산(《和劑局方》)으로 "간비혈허로 발열하거나 潮熱이 있고 혹은 자한, 도한, 혹은 두통, 눈의 불편감 혹은 가슴이 두근거려 편하지 않으며 뺨이 붉고 입이 마르고 혹은 월경이 고르지 않으며 혹은 복통이 있고 혹은 아랫배가 무겁고 소변볼 때 澁痛 혹은 腫痛이 있으며 농이 나오고 내열이 있으며 갈증이 생기는 등의 증상을 치료한다"라고 적응증이 기술되어 있다. "여기에 목단피·치자인을 가한 것이 가미소요산이다"라고 되어 있다.[6]

억간산은 같은 책의 급경풍(急驚風, 소아의 경기)에 기재되어 있으며 "肝經의 虛熱이 쌓여 발하며 혹은 열이 나고 이를 갈며 혹은 驚悸寒熱, 혹은 토하고 침을 흘리고 배가 부르며 음식을 적게 먹고 편히 잠들지 못하는 자"를 적응증으로 하고 있다.

이러한 정보만으로 두 처방을 자유자재로 사용할 수 있을까? 나로선 무리다. 처방의 이미지가 구체적으로 떠오르지 않기 때문이다. 그래서 이미지를 만들어 보기 위해 에도시대를 대표하는 명의인 와다 도카쿠(和田東郭)의 《蕉窓方意解》 내용을 인용한다.

가미소요산은 '소시호탕의 변방으로 소시호탕증보다는 조금 더 肝虛형인 사람에게 보중익기탕보다는 손 쉽게 쓸 수 있다'라고 했다.

보중익기탕만큼 胃氣가 약하지는 않고, 복진 소견상 "心下痞硬이 있고, 양쪽 옆구리에도 拘攣이 있다"라고 되어 있다. 소시호탕 정도로 심하지는 않다. 또한 가미소요산은 '肝腎의 허화' 즉 짜증이나 上逆·열감을 가라앉히기 위해 목단피와 산치자가 가미되어 있다. 목단피는 水分의 작용을 진정시키기 위해 들어간 것으로 꼭 어혈 때문에 들어간 것은 아니다. 제1적응증은 産前産後 여성이며, 口舌赤爛한 경우이다.

가미소요산의 감별 포인트

현대자료 중 이 처방을 사용하는 데 가장 참고가 되는 것은 야마다 데루타네 스승님의 《한방처방응용의 비결》이다.

주요 부분을 소개한다.

• 잡병에는 원방 소요산보다는 가미소요산 쪽이 사용하기 좋다

소요산의 적응증은 일정하지 않은 逍遙性 열, 즉 소양병 시기의 허증이며, 시

6 甲賀通元 편, 吉富兵衛 訓註. 和訓古今方彙. 緑書房. 2000에서 인용.

호제로 말하면 시호계지건강탕 쪽에 가깝다. 반면, 가미소요산은 소요산에 목단피와 산치자를 가미한 것으로 실증에도 사용할 수 있다.

• 요점

① 중년 여성에게 사용할 기회가 가장 많다. 젊은 여성은 부인과 수술을 받은 경우 호소 증상이 점점 악화된 경우가 많다.

② 환자의 호소는 거의 대부분 정신증상, 이른바 不定愁訴로 "그렇지도 않고 저렇지도 않다"라고 호소하는 환자가 많다. 특히 많은 호소는 두통·頭重·어깨결림·어지럼이다. 내 경험으로 짜증·상역·열감·손바닥에 땀이 잘 나는 것 등이다.

③ 환자 본인은 이러한 증상을 심각하게 고민하지만 타각적으로는 특별한 소견이 없다. "나는 이렇게나 괴롭지만 주위에서는 아무도 알아주지 않는다"라고 하는 경우가 많다.

④ 動悸·심계항진이 안정 시, 취침 중에 보이는 경우가 있는데, 이것은 불안 표현의 일종이다.

⑤ 쉽게 피로하고 피로가 가시지 않으며 언제나 나른하다. 덧붙이면 소요산은 《萬病回春》에서 부인 '허로병편'에 나온다.

⑥ 밤에 잘 자지 못한다. 선잠으로 아침에 잘 일어나지 못하며 점심식사 후 노곤하여 졸음이 쏟아진다.

⑦ 월경에 이상이 있다.

⑧ 마지막으로 결정적 단서는 앞에서 서술한 복진이다.

여기에서 특별히 언급해 두고 싶은 것이 있다. 가미소요산 적응증 타입에서 자주 볼 수 있는 옷차림이다.

야마다 스승님의 문하생이면서 후배 제자인 나고야의 야마자키 다이지(山崎泰爾) 선생은 매우 관찰력이 우수하여 항상 놀라곤 하는데, 그에 따르면 당귀작약산이 맞는 여성은 수수한 복장이 많지만, 가미소요산이 적합한 경우는 화려한 원색 계열을 좋아하는 경향이 있다고 한다. 처음 들었을 때, '그렇군' 하고 단순히 생각했는데, 고베대학 시절 동급생인 가와구치 게이코(川口惠子) 선생의 저서 중에서 가미소요산 적응증에 해당하는 여성은 레이스가 달린 치마를 즐겨 입는

다고 한다. 외모에 둔감한 나에게 정말 알아차리기 어려운 한 수를 가르쳐주었다.[7]

아무튼 가미소요산은 위와 같은 유형의 여성에게 주로 적용된다.

억간산 감별 포인트

그렇다면 억간산은 어떨까? 출전인 《保嬰撮要》에는 "간경의 虛熱發搐 혹은 痰熱咬牙 혹은 驚悸寒熱, 혹은 木乘土하여 嘔吐痰涎, 腹脹少食, 睡臥不安하는 것을 치료한다"라고 한다. 이 정보만으로는 구체적으로 활용할 이미지가 떠오르지 않는다. 원문으로 추측해보면 영유아의 경기나 夜啼, 혹은 이갈이 등이 적응증이 될 것 같지만, 일본한방의학의 선현들은 어떤 해석으로 활용했을까?

와다 도카쿠(和田東郭)의 《蕉窗方意解》에는 작약을 가하는 것으로 나오는데 "사역산의 변방", "분노가 많고, 불면, 성질이 급한 것이 심한 것을 주증으로 한다"라고 하며 이른바 3대 주증상을 강조하고 있다.

메구로 도타쿠(目黑道琢)는 그의 저서 《餐英館療治雜話》에서 억간산의 중요한 포인트로 "분노가 있는지 물어보아야 한다"라고 한다. 분노를 겉으로 드러내는가, 속으로 숨기고 있는가는 중요하지 않고 분노 유무를 강조하고 있다. 이른바 癎證으로 잠을 청하지 못하는 경우에 특히 효과가 있다고 강조한다. 게다가 "打撲證에 와다는 가장 먼저 肝火를 瀉하는 것이 가장 빠른 길이라고 하며, 이 처방에 작약을 가미하여 사용에 묘를 더했다"라고 마지막에 서술하였다.

내 생각에 이 타박증은 내인성보다는 외인성으로 추정될 경우, 억간산이 특히 유효한 것이 아닐까 생각한다.

왜냐하면 같은 정도의 외상이라도 스스로의 부주의에 의한 경우와 타인에 의한 경우는 통증을 느끼는 정도와 낫기까지 걸리는 시간이 종종 다르다는 것을 경험하기 때문이다.

---

7 川口惠子 저. イラストでやさしく学ぶ素敵な漢方の世界. 洋學社. 2016에서 인용.

가미소요산

가미소요산 사용례는 매우 많아서 무엇을 고를까 고민했으나 최근 증례를 소개하겠다.

증례1 난치성 피부궤양

【환자】 41세 여성

【주증상】 발목의 난치성 피부궤양

【현병력】 진료실에 들어오자마자 기관총처럼 말을 쏟아냈다. 끼어들려고 해도 말을 그칠 기색이 없었다. 말이 이쪽저쪽으로 튀어 정리하기도 힘들었지만 요약하자면 10년 전부터 손발, 특히 발의 혈액순환이 좋지 않아 모세혈관염이 생겼고 다친 후 궤양이 잘 낫지 않아 한방치료를 위해 내원한 것 같았다.

【한방진찰】 키 157cm, 몸무게 49kg, 혈압 100/72mmHg. 맥은 좌沈弦細, 우沈細. 혀는 淡紅·胖·齒痕·微白苔, 舌尖은 약간 붉었다. 복력은 약간 약하고 우측에 胸脇苦滿이 보였다. 복직근은 상복부에서 가볍게 돌출되어 있었고, 臍上悸가 있었다. 양 하복부에 瘀血로 추정되는 압통이 보였다. 또한 우하지 발목 앞쪽에 궤양, 양쪽 다리에 그물 모양의 홍반이 있었다.

【치료경과】 그물 모양 홍반은 한방적으로 어혈로 보며, 피부궤양에 대해서는 千金內托散 적응증으로 생각하였으나, 전신적인 면을 고려하고 복진을 참고해서 가미소요산을 기본으로 천궁(사물탕 방의), 도인(구어혈작용 증강), 계지·인삼·황기(피부궤양 치유촉진)를 가미하여 탕약으로 처방했다.

1주 후 하퇴 피부궤양이 약간 좋아지고 보행이 편해졌다. 3주 후에는 보통 정도로 걸을 수 있게 되었다. 2개월 후에는 반흔이 모두 완치되었으나, 그물 모양 홍반은 옅어지기만 하여 아직 신경이 쓰인다고 하여 1년간 복용한 뒤 종료했다.

그 후로 어지럼 발작이나 감기 등으로 1년에 1~2회 내원하는데, 그때마다 다양한 증상을 마구 떠들며 이랬다가 저랬다가……두 손 두 발 다 들었지만 하퇴 피부궤양의 재발이나 그물 모양 홍반의 악화는 호소하지 않았다. 경과 내내 억간산증 같은 '분노'의 존재는 없었던 것이 인상에 남아 있다.

증례2 수면장애

【환자】 45세 여성

【주증상】 밤에는 잠이 안 오고 반대로 낮엔 무척 졸리다. 혈압과 맥박 저하

【현병력】 X년 5월, 직장 트러블에 얽혀서 여러 생각을 하느라 잠들기 어렵게 되었다. 식욕도 없어지고 낮 업무 중에는 반대로 졸음이 오고 혈압이 떨어졌으며, 의식수준도 저하되어 멍하니 있다가 업무에 실패하는 경우가 잦아졌다. 본래 냉증이 있고 체력이 약해 잘 늘어지고 피곤해한다. 생리불순이 있다. 이런 내용을 단숨에 속사포처럼 쏟아부었다. 첫인상으로 단순한 반응성 우울증으로는 생각되지 않았다. 술은 즐기지 않지만 하루에 20개비 흡연력이 있다.

【한방진찰】 키 152cm, 몸무게 42kg, 혈압 112/74mmHg. 약간 작은 체형. 뭔가 도발적인 용모. 맥은 좌沈弦細. 舌診상 전체적으로 淡紅·胖·齒痕·薄白滑苔였으나 설첨부는 붉었다. 나는 이 소견을 같은 냉증 중에도 당귀작약산증과 가미소요산증의 감별점 중 하나로 보고 있다. 복진은 앞 증례와 같은 가미소요산증의 전형적인 소견이었다.

【치료경과】 가미소요산 가 인삼·산조인을 처방했다(인삼은 脾虛에 대해 사군자탕 방의로, 산조인은 불면에 대해). 2주 후 개선 경향을 보였다. 4주 후 낮 졸림·몸이 늘어지는 느낌 등이 사라져 잘 잘 수 있게 되었다. 이후 순조롭게 모든 증상이 회복되어 2개월 후 종료했다.

【코멘트】 주증상이 무엇이든 가미소요산증이 배경이면, 이것을 베이스로 방제를 조합하는 경우가 많다. 그러면 거의 좋은 효과가 있었다.

이 환자는 그 후 2년 뒤, 耳閉와 이명으로 내원했지만, 柴蘇飮 응용으로 가미소요산 합 향소산 엑스제를 처방하여 개선되고 있다.

병명처방은 그다지 머리를 쓰지 않아도 쉽게 처방을 낼 수 있다. 특히 한방진료를 전문적으로 수련받지 않은 의사에게는 편할 수 있다. 아무리 그래도 최소한 허실과 한열의 차이에 대해서는 알아 두어야 하지 않을까?

"가미소요산증의 실증 유형, 특히 증상이 심한 경우에 무엇을 쓸 것인가?"라고 하면 승양산화탕을 사용하고 있다.

증례3 무의식적으로 몸이 튀어 오르는 느낌·어지럼

【환자】 41세 여성

【주증상】 손발과 몸이 무의식적으로 튀어 오르는 느낌이다. 머리로 피가 역류하는 느낌이 강하고, 큰 소리를 내거나 거친 행동을 하게 된다. 어지러운 느낌이 심하다.

【현병력】 X−1년 5월 X일, 제왕절개로 남아를 출산하고 수유기간 중 우울증이 생겨 근처 정신과에서 항정신병약을 처방받았다. 기분 저하나 신체 괴로움 모두 좋아지지 않아 6월 하순 본원에 내원했다. 산후 심신부조화를 원인으로 보고 궁귀조혈음가미를 복용하면서 몸과 마음이 가벼워져 편하게 지낼 수 있게 되었다. 그러던 중 X년 3월, "머릿속에 모래 폭풍이 부는 것 같은" 느낌이 엄습하여 근처 의원에서 항불안제 에티졸람을 처방받았다. 건망과 심한 두통, 내장 냉증이 나타났다. 복령사역탕 가 용골·모려로 증상이 좋아졌다.

그로부터 약 1개월 후 위의 주증상이 나타났다. 생리 전에는 하복통이 심해서 걷지도 못할 정도라고 하며 내원했다.

【한방진찰】 키 167.7cm, 몸무게 66.8kg. 혈압 114/76mmHg. 맥은 沈弦. 혀는 약간 紅舌·胖하며 가장자리가 붉고 微白苔. 복력은 중등도에서 약간 實하였으며 우측에 胸脇苦滿, 臍上悸. 우하복부에 어혈로 보이는 압통이 있었다(사진1).

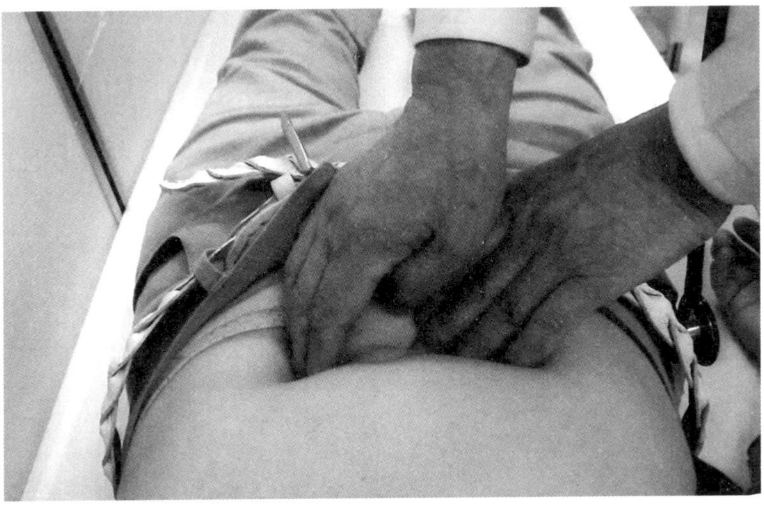

사진1

【치료경과】 가미소요산 타입의 실증으로 판단하여 《傷寒六書》에 수록된 승양산화탕을 탕약으로 처방했다. 3주 후 내원. 안면홍조와 무의식적으로 몸이 튀어오르는 느낌 모두 가벼워졌다. 8주 후 완고한 어지러운 느낌도 사라져 기분이 몹시 경쾌하다고 했다. 현재 계속 복용 중이다.

【코멘트】 승양산화탕의 구성약재는 시호·황금·인삼·당귀·작약·백출·복령·맥문동·진피·생강·감초 11개이다. 알기 쉽게 정리하면 가미소요산 거 박하·산치자·목단피 가 황금·맥문동·진피이다.

이 처방의 본래 적응증은 '叉手冒胸, 尋衣摸床, 譫語, 昏沈, 不醒人事를 치료한다'로 열성병의 의식혼탁으로 서서히 쇠약해져 가는 사람에게 사용한다. 나는 와다 도카쿠(和田東郭)가 《蕉窓方意解》에서 "소시호탕 변방으로, 곧 소요산의 변형이다. 전체적으로 허한 증후지만 肝火가 熾盛한 증에 쓴다"라고 한 내용을 참고로 한다. "입과 혀가 마르고, 적어도 인후가 마른다"라고 한 것처럼 가미소요산증보다 더욱 분노나 쉽게 화냄 같은 癎證적 증상이 두드러진 자에게 사용하여 많은 효과를 보고 있다.

귀비탕의 약간 실증 유형에 사용하는 용골탕과 함께 알아두면 손해볼 것 없는 처방이라고 생각한다.

억간산

이 원고를 쓰기 시작한 2019년 1월 26일은 세토우치의 비교적 온난한 기후인 오이타 시에도 아침부터 날씨가 추워지더니 오전부터 비와 눈이 흩날렸다. 외래는 한가하겠구나 했는데, 웬걸 대기실이 가득 차서 여기저기 기침소리가 들리고 독감환자가 우르르 몰려들어왔다.

이런 매서운 날에도 내원하는 환자 중에 억간산증과 가미소요산증이 꽤 많다. 어쨌든 자기 말을 들어 달라고 한다. 일단 마스크는 기본적으로 착용하고 있다. 그러나 진료실에 들어오면 잽싸게 마스크를 벗기가 무섭게 기관총처럼 말이 꼬리에 꼬리를 물고 날아든다. 이와 반대로 말도 하지 않고 내면의 분노를 필사적으로 억누르고 있는 경우도 있다. 전자는 가미소요산증, 후자는 억간산증일 확률이 높다.

지금부터 억간산(가 진피 반하) 증례를 소개할 텐데, 易怒, 性急, 불면의 3대 증상을 보이는 전형적 증례라기보다는 위 내용을 응용했던 증례임을 이해해주길 바란다.

증례4 피로권태감

【환자】 63세 여성

【주증상】 심한 권태감

【현병력】 44세에 남편과 이혼 후, 마음 굳게 먹고 공부에 매진하여 간호사가 되어 정신건강의학과병원에서 근무하고 있다. 그곳은 악덕 기업 정도는 아니었지만, 야근이 월 10회나 되었고 근무 중에는 항상 웃는 얼굴로 환자를 대하도록 지시받았다. 상대가 정신병 환자들이었으므로 나이를 거듭할수록 심신에 불편감을 느끼고 피로권태감이 심해져 X년 3월 본원에 내원했다.

【과거력】 제왕절개(2회).

【한방진찰】 키 159cm, 몸무게 54kg. 혈압 128/78mmHg. 안색은 약간 창백했으며 심신쇠약감이 있어 보였다. 맥은 우沈細, 좌關脈弦細. 혀는 胖하며 淡紅. 복진상 복력은 약하고 우측에 경미한 胸脇苦滿, 臍傍~心下에 이르는 복부대동맥 박동이 촉지되었고, 양하복에 瘀血로 생각되는 저항과 압통이 보였다.

【치료경과】 배경에 답답함과 노여움이 있지 않을까 물어보니 "예, 맞습니다"라고 바로 대답하여 보중익기탕과 가미소요산은 일단 제외했다. 억간산증이면서 약간 허증, 만성화되어 있었으므로 억간산가진피반하를 처방했다.

3주 후 내원. 조금씩 심신상태가 좋아지면서 그다지 끙끙 앓지도 않게 되었다. 기분도 밝아졌다고 한다.

다시 6주 뒤 "권태감이 사라지고 아주 건강해졌습니다. 당분간 계속 복용하고 싶습니다"라고 하여 8개월간 더 복용한 뒤 종료했다.

【코멘트】 심신 권태감, 피로감의 원인은 다양하다. 이 중에는 억압되어 해결하기 어려운 분노도 있는 것 같다.

증례5 식욕부진

【환자】 37세 여성

【주증상】 신경성 식욕부진

【현병력】 X−6년, 갑자기 불안장애가 생겼다. 스스로는 '그럭저럭 먹고 있다'라고 생각했으나 점점 야위어 갔다. 그 후 큰 병원 내과에서 신경성 식욕부진이라는 소견을 듣고 대학병원 정신건강의학과에서 약 2개월간 입원했다. 항정신병약 쿠에티아핀·수면유도제 라멜테온·플루니트라제팜·에스조피클론 등을 처방받고 식욕이 생겨 몸무게도 2kg 늘었다. 오히려 자주 피로해서 아침에도 일어나기 힘들어졌으며 전신권태감이 증가했고, 특히 수족냉증이 심해서 X년 4월 본원에 내원했다.

【한방진찰】 키 154cm, 몸무게 38.9kg. 혈압 82/50mmHg. 약간 새파랗게 질린 안색. 손발이 차다. 맥은 좌弦細, 우細. 복진상 복력은 약하고 우측에 가벼운 胸脇苦滿, 心下~臍下에 걸친 복부대동맥 박동이 촉지 되었으며, 우하복부에 경미한 압통이 보였다.

【치료경과】 자세히 과거력을 알아보니 이전의 정신과 전문의는 의사가 강압적인 태도로 전형적인 신경성 식욕부진으로 간단히 단언하고 입원까지 시켰다. 게다가 여러 가지 항정신병약을 산더미처럼 복용한 것 치고는 깨끗하게 낫지 않고 뭔가 상쾌하지 않은 기분이 들었다. 잠재적인 분노와 신체 괴로움, 냉증이 치료되지 않아 조바심이 나서 수면제를 복용하지 않으면 잠을 자지 못했다. 수면제 부작용인지 입 안이 끈적거려 불만이 가득했다.

위 소견에 근거하여 탕약으로 억간산가진피·반하·인삼·생강·대조를 처방했다.

2주 후 조금씩 먹을 수 있게 되고 피로감과 무력감, 냉증도 좋아지는 느낌이 든다고 했다.

그 후 복용을 계속한 결과, 심신 상태는 매우 좋아졌고 2개월 후에는 활발히 활동할 수 있게 되었다.

3개월 후에는 정상적으로 지낼 수 있게 되었고, 2년 후인 현재 치료종료를 검토할 정도에 이르게 되었다.

【코멘트】 의사의 환자를 대하는 태도에 대해 반성하게 되는 증례였다. 이렇게 말하는 나도 여기저기서 이런저런 말을 들을 수 있을 것 같아 스스로 경계하고 있다.

증례6 원형탈모증·초조·쉽게 분노

【환자】 45세 여성

【주증상】 원형탈모증·초조·쉽게 분노

【현병력】 X년 3월, 좌측 유방암을 발견한 당초에는 초기 암이라고 설명을 들었지만, 2개월 후 확대수술을 받고 방사선치료까지 받아 8월에야 겨우 치료를 종료했다. 말이 다르지 않냐며 갑작스레 화를 내고 짜증이 치밀어 오르던 참에 우측 후두부에 생긴 원형탈모증을 발견하고 깜짝 놀라 같은 달 본원에 내원했다.

【한방진찰】 키 154.6cm, 몸무게 50.2kg. 혈압 116/74mmHg. 맥은 沈弦細. 설은 淡紅·胖·微白苔, 혀끝이 약간 붉었다. 복진상 복력이 약간 약하고 우측에 경미한 胸脇苦滿과 臍傍悸·心下悸가 보였다.

【치료경과】 배경에 분노가 있었으므로 굳이 말하자면 가미소요산보다 억간산증으로 판단했다. 위장이 약했기 때문에 억간산가진피반하를 선택했다. 원형탈모증에는 용골·모려의 효과가 좋은 것으로 알려져 있으므로 이 약재가 들어간 계지가용골모려탕을 합방하여 처방했다.

이후 날이 갈수록 내면의 분노와 초조가 개선되었고, 복용 3개월 후 원형탈모증도 좋아져서 4개월째 복용을 종료했다.

그 후, X+1년 2월에 내원했다. 주증상은 삼나무 꽃가루 알레르기였다. 기분은 양호하며 원형탈모 재발도 없어 매일 잘 지내고 있다고 한다.

【코멘트】 내 경험상 원형탈모증에는 한방이 효과가 좋다. 남성형 탈모에는 무리지만, 남녀 관계없이 스트레스가 관여된 원형탈모에 좋은 효과를 보이는 경우가 많다.

남성에게는 대시호탕 가 용골모려나 시호가용골모려탕, 계지가용골모려탕, 여성에게는 가미소요산에 계지가용골모려탕을 합방하여 사용하고 있으며 모두 발군의 효과를 나타내고 있다.

이번 증례에 억간산(가 진피반하)을 사용한 것은 심리적 배경에 '이해할 수 없는 분노'의 감정이 있다고 생각했기 때문이다.

옛날에도 그랬다고 할 수 있을지 모르겠지만, 요즘은 생각한 대로 되지 않아 분노가 치밀어 오르는 일이 많고, 그로 인해 다양한 상황이 생겨나고는 한다.

분노를 바깥으로 드러내는지, 속으로 억누르고 있는지는 차치하고 분노가 배경이면 실증 유형에는 황련해독탕이나 삼황사심탕, 허증에는 억간산(가 진피반하)을 사용한다. 이 빈도는 앞으로 점점 늘어날 것이다. '怒(노할 노)'의 '又' 부분을 '口'로 바꾸면 '恕(용서할 서)'가 되듯 항상 마음수업을 해야 한다고 스스로 경계하고 있다.

*

스트레스 사회인 이 시대, 억간산은 癎이 심한 소아(발달장애의 주의력결핍 과다행동장애도 포함)부터 고령자, 치매의 주변증상, 혹은 루이소체 치매에까지 폭넓게 사용할 수 있는 처방이다.

한마디로 말하자면 가미소요산은 다양한 증상 호소, 억간산은 차분함이 없는 분노를 목표로 한다고 할 수 있다.

구어혈제

瘀血이란 무엇일까?

예로부터 난치병의 원인 중 하나로 어혈이 있다는 것이 알려져 왔다. 그렇다면 어혈이란 도대체 어떤 병태일까?

《한방용어대사전》에는 "혈액이 체내에 瘀滯되어 있는 것을 말한다. 경맥 밖으로 혈액이 넘쳐 조직 간극에 존재하는 것, 혹은 혈액운행이 저해되어 경맥 내에 滯留하고 기관 내에 瘀積되어 있는 것 등도 모두 포괄한다"라고 쓰여 있다. 또한 어혈이 발생하는 요인으로는 "어떤 질병에 의해 이차적으로 생기는 경우", 예를 들면 "타박·폐경·寒이 응체되어 氣滯한 것 등에 의해 瘀滯가 일어난 경우"라고 쓰여 있다. 개념은 이 정의로 어느 정도 이해할 수 있을 것 같지만, 우리 임상의는 일상진료를 할 때 어떻게 이 병태를 구체적으로 파악하면 좋을까?

이에 대해 《한방용어대사전》에서는 아래와 같이 기술한다.

"안색이 거무스름하고 피부는 청자색이며 마치 비늘처럼 말라 있다"라고 하여 망진이 중요하다고 한다. 이 밖에 "자색의 혈종……흑색변", 舌診상 "혀는 검푸르거나 瘀點이 있다", 맥진은 '澁', 복진은 "국부에 고정된 자통으로 누르면 통증이 심해진다. 小腹의 硬滿·흉협의 당기는 듯한 통증"이 포인트이다. 증상으로는 "중한 경우, 건망·驚狂을 보인다"라고 하여 치매와 정신장애 치료 시 참고가 된다. 특히 외상 관련된 '뇌전증'에 구어혈제를 병용하여 드라마틱한 효과를 본 증례를 여러 번 경험했다(내가 자주 사용하는 것은 치타박일방과 계지복령환 등이다).

요약하면 만성질환이나 난치병의 배경에는 어혈의 존재를 언제나 머리에 넣어두고 치료할 필요가 있다.

그렇다면 어혈을 현대의학적 병리로 보면 어떤 상태일까? 같은 책에서 인용하자면 "혈액 순환장애, 그중에서도 미세순환장애에 의한 울혈·출혈·혈전·수종 등", "염증에 의한 조직 삼출·괴사·위축·증식 등", "대사장애에 의한 조직의 병리반응", "조직의 무제한적인 증식 혹은 세포분화불량"이라고 되어 있다. 이러한 관점에서 암도 어혈의 일종으로 간주하여 한방치료를 할 수 있다고 생각한다.

구어혈제의 적절한 사용방법

이상을 근거로 어혈을 치료하는 한방약이 구어혈제이다.

다만, 구어혈제를 사용할 때는 혈의 흐름을 원활히 해야 한다. 이를 위해서는 기의 흐름을 원활하게 하는 것이 전제가 되므로 理氣劑를 조합하는 것이 중요하다. 水의 흐름을 원활히 하는 경우도 마찬가지이다. 오령산에 함유된 계지가 매우 중요한 역할을 수행하는 것으로 생각한다.

어혈의 배경에 寒이 있는 경우, 散寒藥의 대표인 부자를 가하거나 瘀熱에 대황 같은 청열약을 넣는 것도 알아두면 편리하다.

다양한 구어혈제를 도대체 어떻게 사용하면 좋을까? 일본한방의학에서는 구어혈제를 한데 묶어 다루는 데 비해, 중의학에서는 '활혈화어약'에서 活血과 化瘀로 나누어 이를 논한다.

저자의 대학선배인 모리 유사이(森雄材) 선생이 쓴《도설 한방처방의 구성과 적용》중 '활혈화어약의 구성'에서 인용한다. 활혈약은 "주로 동맥계 혈관을 확장시켜 순환개선작용을 한다", 따라서 "울혈을 제거하는 효과는 약한" 반면, 화어약은 "주로 정맥계 울혈을 개선하는 약물로 활혈작용도 많아 자주 사용된다." 또한 '破血藥'은 "울혈 제거뿐 아니라, 응혈과 혈종의 분해흡수작용이 있어 화어약보다 효능이 강하다"라고 아주 알기 쉽게 해설하고 있어 참고가 된다.

각각의 분류에 해당하는 약재는 무엇일까? '활혈약'으로는 당귀·천궁·현호색 등, '화어약'에는 목단피·적작약·番紅花(사프란)·현삼·대황·단삼·포황·울금·익모초·우슬·樸樕·천골(박속·천골은 치타박일방의 구성약재 중 일부) 등, '파혈약'으로는 도인·홍화·아출(아출은 治肩拘急方에 포함된다)·삼릉 등이 있다. 또한 일본에서는 그다지 사용하지 않지만 水蛭·蟅蟲·虻蟲 등이 있고, 또한 解勞散에 포함되어 있는 별갑·地龍 등이 있다.

엑스제로 나와 있는 구어혈제들도 구성약재를 보면 적응증과 적절한 사용법을 이해할 수 있다.

스트레스 배경, 즉 肝氣鬱結이 있으면 기체나 어혈이 잘 생기므로 구어혈제 사용 시 소간해울제나 이기제를 병용하는 경우가 많다. 예를 들어 《醫林改錯》(王淸任)의 혈부축어탕이 대표적으로 구성약재는 사역산 합 사물탕 가 도인·홍화·우슬·길경(다만 사역산의 지실 만 지각으로 대체)이다.

이 방제의 허증 타입에 사용하는 것이 가미소요산이며, 조금 더 실증 타입에는 대시호탕 합 도핵승기탕 혹은 대황목단피탕을 사용한다.

또한 알아두면 편리한 것은 당귀작약산 타입이면서 어혈이 심할 때, 혹은 계지복령환증으로 생각되지만 수족냉증이 두드러진 경우에는 《産論》의 折衝飮이 좋다. 구성약재는 계지복령환 거 복령 가 당귀·천궁·우슬·현호색·홍화이며, 사용할 기회가 많고 효과도 뛰어나다.

월경이상

구어혈제의 구체적인 사용법은 《金匱要略》의 婦人妊娠病篇과 婦人産後病篇, 婦人雜病篇이 효시이다. 또한 오쓰카 게이세쓰(大塚敬節) 선생의 《증후에 따른 한방치료의 실제》에는 상세한 내용이 기술되어 있어 많은 참고가 된다.

예를 들면 '월경이상' 항목에서 "월경이상에는 구어혈제로 일컬어지는 계지복령환·도핵승기탕·대황목단피탕 등을 사용하거나 順氣劑인 대승기탕·반하후박탕·正氣天香湯 등으로 월경이 통하는 경우가 있다"라고 되어 있다. 즉 구어혈제뿐 아니라 氣劑인 반하후박탕이나 정기천향탕이 좋은 경우도 있다는 것인데, 내 경험으로 이 처방만으로 좋아지지 않는 케이스도 많았다. 裏寒이 심하며 당귀작약산이 무효했던 23세 여성에게 부자이중탕을 1년 정도 복용시켜 월경을 다시 하게 했던 증례가 생각난다.

證에 따라 월경이상에 시호계지탕이나 방기황기탕을 사용하기도 하므로 알아두면 사용할 기회가 있다. 시호계지탕은 오다이 요도(尾台榕堂)가 《類聚方廣義》 頭註에 "부인이 특별한 이유 없이 憎寒壯熱하고 머리가 아프고 어지러우며 心下支結하고 惡心嘔吐, 支體酸軟, 혹은 痒痺하고 침울하여 사람 대하는 것을 싫어하고 혹은 자주 하품하는 자, 속칭 血道라 하는 것에 이 처방을 사용한다"라고 되어 있다. 또한 방기황기탕은 《腹證奇覽翼》에 "남녀노소를 불문하고 사용할 수 있다. 하지만 대부분 室女(처녀), 결혼 적령기 이상, 스무살 전후까지 갑자기 살이 쪄 자주 衝逆하고 양 안검이 붉어지며, 월경량이 적어지고, 심기가 울체되어 풀리지 않는 證이 있다. ……의사가 이 經行不利를 보고 자칫 通經破血劑를 쓰면 효과를 얻지 못할 뿐 아니라 도리어 큰 화를 일으킬 것이다"라고 쓰여 있다.

마지막으로 한 마디 더하면 어떤 병태든 출산을 계기로 발생한 모든 증상에는 궁귀조혈음 또는 그 가미방으로 해결되는 경우가 있다. 비록 상당한 시간이 지났더라도 이 처방으로 단숨에 해결되는 경우가 있으므로 기억해 두면 좋을 것이라 생각한다.

엑스제가 없는 처방은 어떻게 사용할까?

중의학 전문으로 진료하던 내가 일본한방의학을 본격적으로 공부하게 된 것은 1991년 12월 도쿄 긴키카이(金匱會)진료소에서 매달 2회 야마다 데루타네 선생에게 사사하게 되면서부터이다.

긴키카이진료소는 최고 품질의 약재를 사용하여 탕약 위주로 처방한다. 거기서 배운 내 치료의 기본도 탕약이지만, 엑스제 한방치료를 희망하는 환자가 증가하면서 함께 사용하게 되었다.

최근에는 엑스제만으로 될 것 같은 케이스에는 오히려 적극적으로 엑스제를 사용하고 있다.

문제는 엑스제가 없는 처방을 써야 할 때이다. 당연히 탕약을 써야 하지만 긴급 시나 환자의 희망으로 엑스제를 써야만 하는 경우도 꽤 있다. 그럴 때는 몇 가지 엑스제를 조합하여 원방에 가까운 방의로 처방하고 있으며, 놀랍게도 의외로 효과가 있는 것을 경험하고 있다.

복령사역탕

복령사역탕 탕약 대신에 엑스제로 진무탕 합 인삼탕 가 부자末을 사용할 수 있다. 사역가인삼탕을 사용하고 싶을 때도 인삼탕에 부자末을 다량 넣어 사용하면 좋다.

증례1 심한 설사에 진무탕 합 인삼탕 가 부자末

수년 전 동창 부인이 밤중에 갑자기 심한 설사가 발생하여 반쯤 쇼크 상태로 업혀 내원했다. 혈압 90/60mmHg. 안색은 새파랗게 질렸으며 수족厥冷, 맥은 沈微細했다. '입이 마르고 가슴이 답답하며 진정되지 않는다'라고 했다. "땀이 나는데 만일 사하제를 쓰면 병이 풀리지 않는다"로 시작되는 복령사역탕증으로 생각했다. 그러나 새벽 3시였다. 이 방의로 진무탕 엑스제 합 인삼탕 엑스제 가

부자末을 처방했다. 다음 날 내원해서 보니 딱 1회분으로 회복되었다. 혹시나 하여 3일분을 더 처방한 뒤 완쾌되었다. 또한 그 딸이 찬 것을 마시고 복통·설사가 생겼을 때 남아 있던 인삼탕 엑스제 가 부자末을 복용하여 1포만에 좋아져 집에 상비약으로 두고 싶다고 하여 7일분을 추가 처방했다.

증례2 산화마그네슘에 의한 쇼크증상에 진무탕 합 인삼탕 가 부자末

【환자】 61세 여성

평소 냉증이 있고 위가 약하다. 금식하고 위 바륨조영검사를 한 후, 바륨배출을 위해 하제(산화마그네슘) 3알을 밤까지 3회 복용했다. 다음 날 아침 8시 30분 물 같은 설사가 여러 차례 나오면서 쥐어짜는 듯한 복통이 생기고 구토도 2회 했다. 저체온(35.2도)이며 전신에 식은땀이 나서 반쯤 쇼크인 상태로 내원했다. 혈압 102/64mmHg. 안색은 창백하고 의식수준저하, 사지厥冷, 맥은 沈微細했다. "가슴이 답답하고 입이 마르다. 소변이 잘 안 나오고 근육경련이 있다"라고 했다.

바로 복령사역탕 방의로 진무탕 엑스제 합 인삼탕 엑스제 가 부자末을 처방했고, 5% 포도당 250mL를 정맥주사했다.

1시간 후 기분이 상쾌해지고 안색도 붉은 기운이 돌 정도로 좋아졌다. 체온도 36.3도가 되어 귀가조치 했다. 한방약은 계속 복용하도록 했다. 다음 날 내원했을 때 기분도 좋아지고 설사와 수족궐랭도 귀가 2~3시간 뒤 깨끗이 회복되었으며 체온도 평상시처럼 36.7도로 돌아왔다고 한다.

苓桂甘棗湯

이 방제는 奔豚에 사용하는 대표적인 처방 중 하나로서 《金匱要略》에는 이외에 계지가계탕과 奔豚湯 두 가지가 더 소개되어 있다. 오쓰카 게이세쓰(大塚敬節) 선생은 "방금 히스테리발작이 일어나서 심한 動悸와 衝逆을 주증상으로 하는 경우"라고 해설했다. 이런 현상을 일으키는 계기를 "놀람이나 두려움에 의한다"라고 하여 소심한 신경질적 사람이 놀라거나 무서운 일을 경험하여 일어나는 경우가 많다고 했다. 내 나름의 방식으로 세 처방을 감별해보면 분돈발작을 경미하게 되풀이하는 사람에게는 분돈탕을, 급성으로 일어난 경우로 심한 두통을 동반하고 얼굴이 새빨간 사람에게는 계지가계탕, 복부동계 위주로 분돈이 흉부까지 이른 사람에게는 영계감조탕을 사용한다.

엑스제를 쓸 때 계지가계탕은 계지탕에 계지末을 1~2g 가미하여 사용하고 있다. 영계감조탕은 영계출감탕 엑스제 합 감맥대조탕 엑스제로 좋은 효과를 낼 수 있다. 특히 증상에 배경에 히스테리 경향이 있는 사람에게 좋은 효과가 있음을 여러 차례 경험하고 있다.

증례3 히스테리발작에 영계출감탕 합 감맥대조탕

【환자】 50세 여성

【주증상】 평소 신경질적이고 소심한 성격으로 생각대로 되지 않으면 히스테리 발작이 일어나곤 했다. 그때마다 감맥대조탕으로 치료하고 있었다. 이번에는 친한 친구가 급사한 것을 듣고 매우 놀라서 가슴 뛰는 것이 진정되지 않고 식은땀이 나며 그 후 배꼽 아래부터 어딘가 안쪽을 향해 뭔가 치밀어 올라와 심장박동이 심하고 항상 안절부절못하여 본원에 내원했다.

【한방진단】 혈압 148/70mmHg. 맥은 沈細數. 불안하고 침착하지 못한 듯한 안색. 복력은 약하고 臍下~心下에 복부대동맥의 뚜렷한 박동이 촉지되었다. 심전도상 심방세동 같은 것은 없었고 빈맥만 보였다. 즉시 그 자리에서 영계감조탕 방의로 영계출감탕 엑스제 합 감맥대조탕 엑스제를 복용하게 하고, 안쪽 베드에서 쉬게 했다. 1시간 후 산뜻해진 얼굴로 "깨끗이 나았습니다"라고 하여 같은 처방을 2일분 처방하여 귀가하도록 했다. 이 형태의 합방을 장기간 사용하면 감초 용량이 과도해져 저칼륨혈증이나 혈압상승의 염려가 있으므로 가능한 한 2~3일분만 처방하고 있다.

대청룡탕

독감의 제1선택약으로는 병기나 병세를 감별한 후 마황탕이나 계마각반탕, 시갈해기탕을 자주 사용하고 있다. 대부분이 이들 처방으로 좋아지나, 대청룡탕이나 시호제, 백호가인삼탕, 또는 극히 드물지만 대승기탕까지 사용하는 환자도 있다.

대청룡탕은《傷寒論》에 "太陽中風, 脈浮緊, 發熱惡寒, 身疼痛, 不汗出煩躁者"에 사용한다고 쓰여 있다. 이 "땀이 나지 않고(不汗出)"는 보통 "마황제를 복용해도 땀이 나지 않는다"로 해석되므로 보통은 그다음 수를 사용하게 된다. 환자에 따라서는 전신증상과 함께 번조·구갈이 분명할 때는 시갈해기탕이나 양명병 백호가인삼탕을 감별한 후 처방한다. 엑스제로는 마황탕과 월비가출탕을 합하여 대용한다.

증례4 오한·발열에 마황탕 합 월비가출탕

【환자】 51세 남성

【주증상】 오한이 있고 밤에 39도의 발열, 전신근육통·관절통이 있으며 다음 날 아침 인후통·갈증·번조 증상이 생겨 내원했다. 체격·영양상태 양호. 혈압 124/74mmHg. 맥은 浮緊數. 혹시나 하여 촬영한 흉부 X-ray에는 이상이 없었다.

대청룡탕 방의로 마황탕 엑스제 합 월비가출탕 엑스제를 7.5g씩 3회로 나누어 복용하도록 했다. 복용 후 땀이 꽤 나면서 열이 내려 다음 날 아침에는 36.1도로 기분이 산뜻해졌다고 한다. 마무리로 소시호탕을 3일분 처방하여 완치했다.

대청룡탕은 땀이 나서 열이 내리면 바로 중지해야 한다.《傷寒論》에도 '일단 복용하여 땀이 나면 복용을 중지한다. 땀이 많이 나면 亡陽하여 虛하게 된다'라고 주의사항이 기록되어 있다. 마황탕이나 갈근탕도 그렇지만 마황제를 지나치게 길게 사용하는 것은 좋지 않다. 만에 하나 hypovolemic shock를 초래하면 사역탕류를 감별하여 처방하고 충분히 수분을 공급해 주면 곧바로 회복할 수 있다.

시갈해기탕

이 처방은 독감뿐 아니라 일반적인 상기도염에도 사용할 기회가 꽤 있다. 아사다 가문의 처방은 시호·갈근·감초·황금·작약·마황·계지·반하·석고·생강 10가지 약재로 구성되어 있다. "마황탕이나 갈근탕증이 제대로 풀리지 않은 채 소양병으로 진행하여 구역과 갈증이 심해지고 四肢煩疼하는 경우 적합하다"라고, 그 적응증이 기술되어 있다. 엑스제로는 갈근탕 합 소시호탕 가 길경석고로 충분히 대용할 수 있다.

마황부자감초탕

《傷寒論》에는 마황부자세신탕을 "소음병 초기에 도리어 발열이 있고 맥은 沈한 자"에게 사용한다고 했는데, "소음병 2~3일에 마황부자감초탕으로 微發汗한다"라고 했다. 엑스제로는 마황부자세신탕에 길경탕 또는 감초탕을 합방하여 사용하면 좋다.

桂薑棗草黃辛附湯

본 처방은 《金匱要略》의 〈水氣病脈證併治〉에 계지거작약가마황세신부자탕으로 등장하는 처방의 다른 이름이다. 여기에 기록된 조문에는 "氣分, 心下堅, 大如盤, 邊如旋杯, 水飮所作"이라고 하여 구체적으로 어떤 상태에 사용하면 좋을지 파악이 쉽지 않다.

이 상태를 현대의학적으로 해석해보겠다. 여러 일이 생각대로 되지 않아, 즉 여러 스트레스로 자율신경 밸런스가 무너져(=氣分) 위 기능장애가 일어나고, 그 결과 위 안의 위액이나 음식물 잔해가 정체되어 위벽에서 복직근을 그릇 모양으로 추켜올린[心下堅, 大如盤, 邊如旋杯, 水飮所作] 결과를 표현한 것이라 생각된다. 그렇다면 이 병태를 해소하는 데 계지거작약가마황세신부자탕이 왜 좋은지, 이것은 좀처럼 이해하기 쉽지 않다.

이에 대해 요시마스 토도(吉益東洞)는 "태양병에 이를 下한 뒤 脈促하고 胸滿한 자"에 사용하는 계지거작약탕과 "소음병 초기에 도리어 열이 나고 脈沈한 자"에게 적용할 수 있는 마황세신부자탕, "이 두 처방증에 모두 부합하는 자를 치료한다"라고 《方極》에 설명해 두었다. 여기까지는 '과연 그렇군'이라며 쉽게 이해할 수 있다. 그러나 '氣分以下'의 조문에 대해서는 '證이 갖추어져 있지 않다. 증은 마땅히 두 처방의 증 속에서 찾아야 한다'라고 하여 그 이상의 고찰을 피했을 정도이다. 또한 枳朮湯에 대해서는 氣分, 이 두 글자는 뺐을 뿐 아니라, '心下堅' 이하만 동일한 조문이 나와 있어서 더욱 알기 까다롭게 되어 버렸다. 이 두 처방의 감별에 대해 토도 선생의 《藥徵》의 '朮' 속 '互考'에서는 "心下

堅大하고 오한, 발열, 上逆한 자는 桂薑棗草黃辛附湯을 쓰"고, "朮은 水를 주관하"므로 "心下堅大하고 소변이 잘 나오지 않는 자는 지출탕을 쓴다"라고 하였지만 뭔가 분명하지 않다. 토도 선생이 처방의 방의를 모르면 "곧 아직 그 증을 알지 못하는 것이다. 그 방의를 안다는 것은 藥能을 안다는 것이다. 약능을 파악한 후, 비로소 처방을 말할 수 있는 것이다"라고 한 것은 매우 지당하지만, 내게 말해보라고 한다면 '처방'은 어떤 목적 혹은 적응증을 목표로 만들어진 것이므로 처방에 포함된 구성약재 각 약능의 총합이 반드시 그 처방의 증을 완전히 나타내는 것은 아니지 않을까 싶다.

오다이 요도(尾台榕堂) 선생도 《方伎雜誌》에서 비슷한 이야기를 하고 있다. 곧 '계지거작약탕과 마황세신부자탕 두 처방 증에 부합한다는 관점만으로는 계강조초황신부탕을 완전히 구사하기 어렵지 않을까'라고 한 것이다.

이 처방의 적응증을 한번 정리해보자면 다음과 같다. 수일 이상 경과한 지연성 감기나 기관지염은 물론이고, 스트레스로 인한 두통·요통 등에 특유의 腹證을 확인한 후 사용하면 그야말로 단기간에 드라마틱한 효과를 낸다. 야마다 데루타네 스승님은 이 적응증 이외에 마황부자세신탕증으로 생각되나 위장이 약할 때 이 처방을 사용했었다.

엑스제로 처방하려면 작약이 중복 처방되지만 계지탕 합 마황부자세신탕으로 사용하면 된다. 이렇게 해도 상당한 효과가 있다.

여담이지만 좌골신경통에 대해 요시마스 난가이(吉益南涯)의 작약감초탕 합 대황부자탕(芍甘黃辛附湯)이 자주 사용되는데, 변비가 없을 경우에는 야마다 데루타네 선생의 芍甘麻黃辛附湯의 형태로 처방하면 좋다. 나는 작약감초탕 합 마황부자세신탕에 修治 부자末 0.5~1.5g을 추가하여 사용하고 있다. 찬 기운에 악화되는 요통과 좌골신경통에 NSAIDs와는 비교가 안 될 정도로 단기간에 효과를 낸다. 엑스제로 조합하면 마황이나 감초가 다량 들어가기 때문에 칼륨 수치를 정기적으로 확인해야 하고, 심장질환·전립선비대·불면·혈압상승 등을 조심할 필요가 있다는 것이 약간 어려운 점이기는 하지만 말이다.

柴芍六君子湯

스트레스로 인한 위장증상에 사용하는 처방으로 시작육군자탕이 있다. 자세한 문진을 통해 증상의 배경에 있는 악화요인인 스트레스 요소(중의학적으로는 肝氣鬱結)의 유무를 체크하고 설진·맥진(좌우 關脈을 비교), 그리고 복진(胸脇苦滿과 腹直筋拘攣) 소견을 확인하고 사용하면 유효율이 비약적으로 높아진다. 엑스제로 쓸 때는 지실이 여분으로 들어가게 되지만, 사역산과 육군자탕을 합방하면 된다.

증례5 식욕저하·더부룩함·전신권태감·기력저하에 사역산 합 육군자탕

【환자】 60세 남성

【주증상】 정년을 앞두고 앞날을 고민하던 중 서서히 식욕저하·속 더부룩함·전신권태감·기력저하가 발생했다. 통상적인 위장약과 비타민제는 전혀 효과가 없었다. 심료내과에서는 '가벼운 우울증'이라 진단받고 SSRI를 처방받았으나 잠만 더 잘 수 있게 되었을 뿐, 기분도 좋아지지 않고 속 더부룩함은 도리어 악화되었다며 내원했다.

【한방진찰】 우울하고 약간 화난 듯한 얼굴로 진료실에 들어왔다. 체격·영양상태는 중간에서 약간 마른 편. 맥은 좌측 關脈이 강하고 우측 관맥은 沈細했다. 舌診상 舌尖부터 邊緣이 약간 붉고 齒痕, 白苔가 있었다. 복진상 근력은 약간 약하고 양측성 특히 우측에 심한 胸脇苦滿과 季肋~臍上에 이르는 양측성 腹直筋拘攣, 心下痞硬, 振水音을 보였다.

시작육군자탕(시호 3.0, 작약 4.0)을 탕약으로 처방했다. 2주 후에 내원하여 '기분도 위장 상태도 상당히 좋습니다. 더부룩하지 않습니다. 쉽게 피로하지도 않게 되었습니다'라고 했다. 2개월 후에는 거의 건강했을 때로 돌아왔으나 본인이 원하여 계속 복용하게 되었다. 그러던 중 재취업이 결정되어 바빠질 것을 대비하여 엑스제로 처방받길 원했다.

사역산 엑스제 7.5g 합 육군자탕 엑스제 7.5g을 3회 분복하도록 처방하여 그 뒤에도 충분한 효과를 거두고 있다.

시작육군자탕은 스트레스 사회인 오늘날 사용할 기회가 많다. 나는 이 유형의

實證 타입에는 解勞散을 처방하고 있다. 시작육군자탕은 엑스제로 쓸 때, 사역산 아니면 시호계지탕, 여성 갱년기가 원인인 경우는 가미소요산(모든 처방에 시호·작약 두 약재가 구성약재로 들어 있다)에 육군자탕을 합방하여 어떻게든 대용할 수 있지만, 해로산은 사역산 가 鱉甲·복령이며, 아사다 소하쿠(淺田宗伯)의 《橘窓書影》 등을 보면 종종 사용하는 延年半夏湯 같은 처방도 사실 엑스제로는 도저히 비슷한 처방을 조합할 수가 없다.

다만 좌협통을 치료하는 當歸湯의 실증 유형에 사용하는 시호소간탕은 사역산 가 향부자·천궁·청피이므로 엑스제 사역산 합 향소산으로 충분히 대용할 수 있다. 복용 도중 증상이 한층 더 심해졌을 때 사용하는 理氣平肝散은 시호소간탕에 오약·목향을 가미한 것이다.

향사육군자탕

이 처방은 육군자탕 가 향부자·縮砂·곽향으로 아사다 소하쿠(淺田宗伯)의 《勿誤藥室方函口訣》에는 "비위허약에 宿食痰氣가 겸하여 음식이 소화되지 않고 오심구토 혹은 설사 후 脾胃不調 혹은 風寒病 후 餘熱이 물러가지 않고, 기침이 멈추지 않으며, 기력이 약한 자를 치료한다"라고 되어 있다.

요약하면 육군자탕 단독으로는 더 이상 더부룩함이나 위 팽만감이 개선되지 않고, 식욕도 향상되지 않을 때 사용하는 것이며, 엑스제로 쓰려면 육군자탕 합 향소산으로 꽤 동일한 효과를 볼 수 있다.

아사다 소하쿠의 말을 빌리자면 향부자·축사는 '開胃의 수단'이며 하세가와 미스토(長谷川弥人) 선생은 식욕을 증진할 목적으로 추가한다고 했다. 평위산증이라 생각되는 환자에게 평위산을 처방해도 더부룩함과 소화불량이 완전히 해결되지 않을 경우에 향부자·축사를 추가하면 확실히 더욱 좋은 효과를 낸다는 것을 나 스스로도 경험하고 있다. 엑스제로 쓸 때는 향소산을 합방하는 방식으로 사용하면 좋을 듯하다.

氣劑로 자주 사용하는 분심기음은 앞으로 사용할 기회가 많아질 것 같다.

3장

한방의 묘미

《傷寒論》은 거짓말을 하지 않는다

조문 그대로인 증례가 있다

일상진료를 하다 보면 서양의학적으로는 그다지 문제가 되지 않는 증상이라도 한방의학에서는 처방선택의 결정적 포인트가 되는 경우가 종종 있다. 특히 《傷寒論》 조문 그대로 호소하는 경우가 있다.

증례1 머리에만 땀이 난다

A씨는 32세이며 항생제로 유명한 제약회사 영업사원이다. 1주 전 심한 감기에 걸려 항생제와 해열제를 투약한 뒤, 급성증상은 사라졌지만 한기와 구강 내 건조감, 흉부불쾌감이 남았다. 그런데 "선생님, 이상하게 머리에만 땀이 납니다"라고 하였다. 그 순간 사용할 처방은 결정되었다. 일단 하던 대로 진찰을 해보니 우측에 가벼운 胸脇苦滿과 臍傍~臍上의 悸가 확인되어 시호계지건강탕 엑스제를 처방했다. 3일 만에 모든 증상이 개선되었다.

《傷寒論》·《金匱要略》의 처방 중 '頭汗'이 證에 포함되어 있는 것은 대함흉탕·시호계지건강탕·치자시탕·인진호탕·방기황기탕으로 5가지이다. '두한'을 증상 중 하나로 호소하는 증례라면 이 5가지 처방을 감별하여 사용하면 좋을 것이다.

증례2 눈이 빠질 것 같은 기침

65세의 체격이 좋은 여성이다. 당뇨병은 식사요법을 하였고, 지병인 천식은 평소에는 시박탕, 발작 시에는 마행감석탕을 복용하며 별 탈 없이 지내왔으나, 이번에는 일단 기침이 나오기 시작하면 얼굴이 새빨개질 정도로 계속되고 목이 그르렁거려 마행감석탕으로는 효과가 없었다. "선생님, 기침이 계속되면 머리로 피가 쏠려서 눈알이 빠질 것처럼 심해요"라고 했다.

그 순간 다음 조문이 내 머릿속을 스치고 지나갔다. "기침하며 上氣한다. 이를 肺脹이라 한다. 여기에 해당하는 사람이 喘하며 눈이 빠질 것 같고 脈浮大하면 월비가반하탕을 쓴다[咳而上氣, 此爲肺脹, 其人喘, 目如脫狀, 脈浮大者, 越婢加半夏湯主之].” 또한 심할 때는 토할 것 같은 정도가 되며, 입도 매우 마르다고 한 것도 이 처방을 선택하는 데 뒷받침이 되었다.

맥도 浮하고 힘이 있었기 때문에 그 방의로 월비가출탕 합 소반하가복령탕 엑스제를 처방하였다. 1주분을 복용하고 증상이 드라마틱하게 좋아졌다.

이 증례처럼 상한론 조문 그대로 환자 본인이 호소하는 것을 종종 경험한다. 이런 경험을 통해 처방이 등장하는《傷寒論》·《金匱要略》조문은 암기할 정도로 숙독해야 함을 통감하고 있다.

어쨌든《傷寒論》·《金匱要略》은 거짓말을 하지 않는다.

의외로 많은 양명병

인플루엔자 치료제 오셀타미비르(Oseltamivir)를 사용할 수 있게 된 뒤로는 그다지 경험할 수 없게 되었지만, 이전에는 독감에 걸려 이런저런 서양의학적 치료를 했음에도 불구하고 1주 이상 고열이 지속되거나 혹은 며칠씩이나 대변이 나오지 않아 服滿이 생기고 헛소리를 하는 환자가 상당히 있었다.

《傷寒論》의학에서는 眞寒假熱을 감별 후 ‘양명병’으로 판단하여 대응하는데, 이 경우 한방약만으로도 드라마틱하게 좋아지는 경우가 많다.

증례3 지속되는 고열과 땀에 백호가인삼탕

【환자】65세 여성

【주증상】2주 이상 고열이 지속되고 전신에 皮疹이 생겨 근처 대학병원을 방문했다. 이형홍역, 결합조직질환 등 확진을 받지 못한 채 다양한 항생제와 해열제를 1주간 복용해도 전혀 좋아지지 않아 본원에 내원했다.

【한방진찰】가족에게 부축받으며 진료실로 들어왔을 때, 땀과 분비물의 냄새로 일순간 도망치고 싶을 정도였다. 39도의 열. 전신의 땀. 맥은 洪大하고 口渴이 뚜렷했다. 의식은 몽롱한 상태.

【치료경과】이상의 소견에 따라 백호가인삼탕 9.0g/일을 처방했다. 1주 후, 완전히 다른 사람이 된 것처럼 깨끗한 모습으로 내원했다. 한방약을 복용한 지 2일

만에 3주간 지속되었던 열이 '거짓말처럼 내렸고' 전신의 발진도 소실되었다고 한다. 기분도 좋아져 목욕도 하고 지금은 완전히 예전 상태로 돌아갔다고 한다. "제 병명은 무엇인가요?"라고 질문하여 "한방의학에서는 'White Tiger병(白虎病)'이라 합니다"라고 대답했다.

백호탕·백호가인삼탕의 구체적인 활용법은 《類聚方廣義》에 자세히 기술되어 있다. 당뇨병에 대한 응용은 부차적인 것으로 감염증이나 열사병 등에 종종 사용하며 양약에는 없는 효과를 발휘하므로 한방전문의에게 매우 중요한 처방 중 하나이다.

증례4 지속되는 감염증으로 인한 고열에 대승기탕

【환자】 51세 여성

【주증상】 1주 전 독감에 걸렸다. 여러 양약을 복용했지만 깨끗이 낫지 않고 38도 이상의 고열이 지속되었으며 '몸이 뜨겁고 머리가 쪼개질 듯 아프다. 땀이 온몸에서 나고 입이 매우 마른다'며 내원했다.

【한방진찰】 脈沈堅. 腹滿하며 "변이 5일간 나오지 않았다"라고 했다. 복진상 배꼽을 중심으로 實滿과 압통도 있어 대승기탕 7.5g/일을 처방했다.

【치료경과】 3일 후 내원했다. 대승기탕 복용 후 '냄새나는 변이 가득 나오고, 그에 이어 열이 내려 기분도 좋아졌다'라고 했다. 현재는 두통도 없다. 체온 36.1도. 복만도 소실되어 치료를 종료했다.

대승기탕을 잡병에 쓸 때는 방풍통성산과 함께 실증 유형의 완고한 변비에 사용하지만, 감염증이더라도 지속되는 고열·복만·변비·섬어 등이 관찰될 때 주저 없이 사용해보면 좋다. 오늘날에도 양명병은 의외로 많다.

'心中懊憹'증

일상진료를 하다 보면 주증상으로 "가슴이 답답하고 진정이 되지 않는다, 열이 가득한 것 같다, 속이 아프다, 그 때문에 불안해서 참을 수 없다" 등의 호소를 하는 환자가 때때로 있다. 서양의학적으로는 협심증이나 역류식도염, 폐나 늑막의 질환을 감별해야 하지만, 한방의학적으로는 '心中懊憹'로 판단하여 대처한다.

증례5 치자백피탕

47세 남성. 내 술친구 중 하나. 고혈압으로 근처 의원에서 치료 중.

X년 12월, 일도 바쁘고 모임도 줄줄이 있어서 약간 피로한 기미가 있었다고 했다. 12월 8일, 갑자기 열이 나고 머리가 아파서 '감기'라고 생각하여 가지고 있던 종합감기약 2알을 복용하자 많은 양의 땀이 나면서 열은 내렸다. 하지만 "갑자기 가슴이 불편하고 불안감이 들어 계속 못 자고 있다. 어떻게 해야 할지 모르겠다"며 12월 9일 오전 3시 우리 집에 전화했다.

"지금 몇 신 줄 알아? 가슴이 꽉 죄고 그래? 혹시 심장병이면 큰일이야. 그러면 바로 와."

30분 후 불안해 보이는 얼굴로 양손으로 가슴을 부여잡은 채 내원했다.

신속히 시행한 심전도에는 문제가 없었다. 이상의 소견에 따라 《傷寒論》의 "發汗, 吐下 후 虛煩不得眠하고, 증상이 심한 자는 반드시 反覆轉倒하며 心中懊憹한다"의 치자시탕증으로 판단했다. 우선 엑스제로 치자백피탕을 처방했다.

그 후 내원하지 않아 염려하던 참에 야간 스낵바에서 우연히 만나게 되었다.

"아! 그 약을 한 번 복용하니 기분이 좋아지고, 두 번 복용하니 완전히 가슴 쪽 불편함과 불안감이 사라졌어."

"그래서 이제 술 마시고 돌아다니고 있는 거야? 좀 적당히 하면 안 되겠니?"

"한방약 복용한 지 3일째인데 이렇게 술이 맛있게 들어가."

"그래?"

치자백피탕을 치자시탕의 대용으로 심중오뇌 처방으로 했지만 본래는 "상한에 몸이 누렇고 열이 나는 자"에 사용한다. 따라서 간 기능 개선에도 좋아 "술이 맛있게 잘 들어간다"라고 하게 되지 않았나 싶기도 하다.

虛煩·심중오뇌 상태를 서양의학적으로 해석하기는 의외로 어렵다. 이들 처방에 산치자가 거의 들어가는데, 산치자가 들어간 처방을 최근 화제가 되고 있는 역류식도염에 사용하면 매우 효과가 좋은 경우가 있다. 또 불안에 의한 가슴 답답함에 반하후박탕 가 산치자·황련이 효과가 좋은 경우도 있는데, 이때는 자율신경실조가 배경에 있을 가능성도 생각할 수 있다. 한방전문의로서 꼭 알아두어야 하는 병태이다.

병명에 구애받지 말자

실제 진료를 할 때 우리는 어떤 기준에 따라 한방약을 선택할까? 가장 편한 방법은 병명처방이다. 예를 들어 '알레르기비염에는 소청룡탕', '숙취에는 오령산', '여성냉증에는 당귀작약산' 같은 처방 선택법이다. 특히 '비복근경련에는 작약감초탕' 같은 경우는 한방을 전혀 모르는 양약만 사용하는 의사들도 그 부작용을 모른 채 안이하게 사용하고 있다.

반면 증후에 따라 한방약을 선택하는 방법이 있다. 예를 들면 '두통 중 근긴장성 타입에는 갈근탕', '편두통 타입에는 오수유탕', '둘 중 어느 쪽도 아니면 천궁다조산' 같은 방법이다. 이 경우, 특히 虛實과 寒熱을 이해하여 적용하면 더욱 유효율이 높아진다.

앞서 언급한 알레르기비염을 예로 들면 실증에서 허증, 혹은 열증에서 한증 순으로 각각 사용할 수 있는 한방약을 열거해보면, 월비가출탕, 갈근탕(가 천궁신이)부터 소청룡탕·마황부자세신탕·영감강미신하인탕·진무탕·당귀작약산 등이 한 라인 선상에 오르게 된다. 또한 변비를 예로 들어 보아도 역시 비슷한 형태가 되며, 여기에 쓸 수 있는 대표적인 처방은 대황제만이 아니다.

지금부터 위에 소개한 병명과 증후에 따른 처방선택법이 아닌 한방의학 독자적인 사고에 근거하여 방제를 결정하여 처방한 결과, 효과가 있었던 증례를 소개해보겠다.

증례1 掌蹠膿疱症

【환자】 46세, 여성

【주증상】 장척농포증

【과거력】 33세 때 우측무릎인대 파열 수술

【현병력】 X−1년 7월, 특별한 원인 없이 양 손바닥과 발바닥이 가려워졌다. 동시에 농포가 산재했다. 그 뒤 8월, 두피가 가렵고 비듬이 많아졌다. 또한 매년

여러 차례 부비동염이 반복 발생하는데, 이것이 10년도 더 되었다고 했다. 근처 피부과에서 항알레르기제와 스테로이드가 들어간 연고를 처방받았으나 전혀 효과가 없다며 X년 1월 10일 본원에 내원했다.

【한방진찰】 키 145cm, 몸무게 61kg. 탱크 같은 체형이며 물살 경향. 맥은 沈細. 설은 淡紅·胖·微白苔. 설하정맥은 검푸르게 충혈되어 있으며, 구불거리는 모양. 복진상 복력은 약간 약하고 개구리배 같은 모양을 보이며, 양 하복부에 어혈로 생각되는 저항압통이 있다.

【치료경과】 여름에는 더위를 많이 타서 땀을 많이 흘리며 겨울에는 추위를 많이 타서 저체온이 된다. 항상 몸이 무겁고 쉽게 피곤하다. 변비는 없으나 아랫배가 더부룩한 느낌이 있다고 했다.

주증상은 장척농포증이었고 매년 부비동염이 반복되고 있었기 때문에 病巢感染으로 생각하여 형개연교탕과 십미패독탕을 처방후보에 올렸다. 손발바닥의 번열감을 보아 삼물황금탕 등도 고려했다.

최종적으로 내가 선택했던 것은 방기황기탕과 계지복령환 가 의이인 엑스제 합방이었다. 각각 5.0g을 2회에 나누어 복용하도록 했다. 국소적 소견보다 전체적인 證을 복진 등을 참고하여 결정했던 것이다.

2주 간격으로 내원할 때마다 손발바닥의 가려움과 농포증이 빠르게 사라져갔고 6주 후에는 거의 완전히 회복되었다.

【코멘트】 병명처방이라 하더라도 허실과 한열을 고려한 후에 결정하는 것이 기본전제이지만, 그다지 머리를 굴리지 않아도 되어 편하다. 다만, 때로는 좋아지지 않는 경우가 있다. 그럴 때는 전신적 체질과 복진·설진·맥진 소견을 참고로 하여 국소소견에 구애받지 말고 처방하면 더 좋은 효과를 경험할 수 있다.

증례2 원형탈모증

【환자】 45세 여성

【주증상】 원형탈모증

【현병력】 평소 화를 잘 내는 성격이다. X년 3월 좌측 유방암 수술을 받았다. 2개월 뒤 확대수술을 한 뒤, 방사선치료를 받다가 8월 2일에 종료했다. “처음에는

초기 암이라고 했는데 이렇게까지 된 것을 이해할 수 없다는" 생각이 계속되던 중, 8월 22일에 우측 머리에 생긴 원형탈모증을 발견하고 바로 한방치료를 위해 내원했다.

【한방진찰】 키 155cm, 몸무게 50kg. 혈압 116/74mmHg. 우측 귓바퀴 뒤에 원형탈모증이 보였다(사진2). 맥은 좌沈弦細, 우沈細. 舌診상 淡紅, 胖, 齒痕, 微白苔. 복진상 복력은 약간 약하고 우측에 가벼운 흉협고만, 배꼽을 중심으로 위아래에 이르는 복직근 拘攣, 心下~臍下에 걸친 복부대동맥 박동이 촉지되었다.

【치료경과】 현병력을 통해 이 원형탈모증 발생배경에는 당초 초기 암으로 수술을 받았지만, 실제로는 진행된 상태인 것이 확인되어 확대수술과 방사선치료까지 받은 것에 대한 설명할 수 없는 분노가 있다고 생각했다. 따라서 가미소요산증이 아닌 억간산증 쪽이라고 판단했다.

여기에 복진 소견을 참고한 뒤, 원형탈모증에는 용골·모려 가미가 효과를 내는 경우가 많았으므로 억간산가진피반하와 계지가용골모려탕 엑스제를 5.0g씩 2회로 나누어 복용하도록 했다.

1개월 후 내원 시 쉽게 화내는 경향·불면이 개선되었으며 원형탈모증도 좋아졌고, 3개월 후에는 탈모가 사라졌다. X+1년 2월에 삼나무 꽃가루알레르기 치료로 내원했을 때 촬영한 사진에서 원형탈모증이 완치된 것을 확인할 수 있다(사진3).

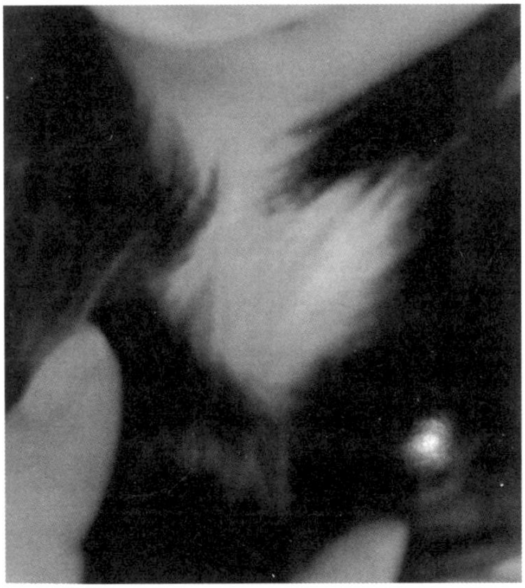

사진2

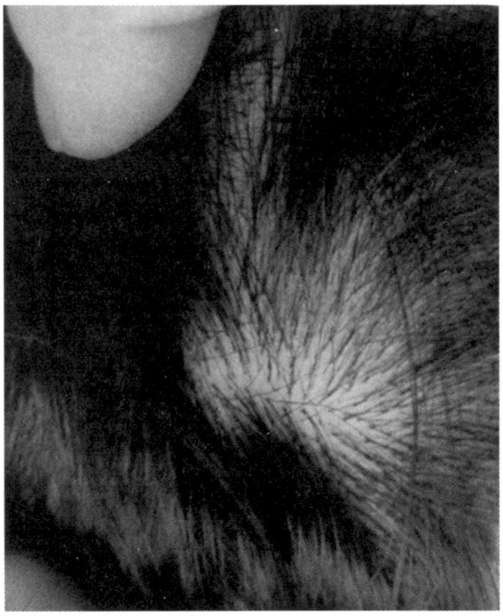

사진3

【코멘트】 여성의 원형탈모증은 환자의 증에 맞추어 처방했을 때, 한방치료 유효율이 90% 이상이었다. 다만 내 경험상 남성 장년성탈모증은 유효율이 상당히 낮지만, 시호가용골모려탕이 제1선택약이다.

증례3 숨참·기침

【환자】 86세 남성

【주증상】 숨참·기침

【현병력】 X년 8월, 손자 결혼식으로 상경하여 심신이 모두 많이 피로했다. 그 후 조금만 움직여도 숨이 차고 콜록거리며 아침이면 가슴 답답함이 심하여 N병원에 입원했다. 폐기종으로 진단받고 기관지 확장제 테오필린 서방정, 염산마부테롤을 처방받고 2주 뒤 퇴원했다. 그러나 호흡곤란과 기침은 개선되지 않았을 뿐 아니라 腹滿과 변비도 생겼다. 또한 주치의가 권한 "자택산소요법은 하고 싶지 않다. 한방으로 어떻게 할 수 없겠느냐"며 같은 해 11월 24일 본원에 내원했다. 진찰해보니 체격·영양상태는 양호했으나 어깨로 숨을 괴롭게 쉬며 청진상 라음(Rasselgeräusch)이 들리고 천명도 있다. 문제는 복진이었다. 복력은 충분하며 뚜렷한 흉협고만이 있다. 복만과 변비가 있고 배변하면 호흡이 약간 편해진다고 한다.

【한방진찰】 혈압 156/80mmHg. 맥은 沈하고 힘이 있다.

【치료경과】 소양병 실증~양명병으로 판단하여 胸脇부터 복부를 소통시키면 흉부압박이 사라져 호흡상태도 개선될 것이라 생각하여 대시호탕 합 반하후박탕을 각 7.5g/일로 처방했다.

5일 후 내원했을 때, 하루 2~3회 상당한 양의 변이 매일 나오며 그에 따라 흉부불편감과 숨참이 매우 편해졌다고 한다. 2주 후 몸무게가 4kg 줄었고, 숨참도 대부분 없어졌다. 1개월 후 일상생활이 가능해져 매일 외출하고 있다고 한다.

【코멘트】 상초의 병에 상초에 쓰는 처방을 선택하지만, 그것으로 좋아지지 않는 경우에는 중초나 하초로 눈을 돌려 접근해보면 의외로 효과를 얻는 경우가 있다. 이럴 때 한번쯤 하법을 써보는 것도 매우 중요한 치료법 중 하나라는 것을 강조해 두고 싶다.

우리는 서양의학교육을 받아왔기 때문에 환자의 병을 진단하고 치료할 때 아무래도 장기에 얽매이는 경향이 있다. 이 증례처럼 기침과 천명을 주증상으로 하는 경우, 기관지천식이나 폐기종 혹은 만성기관지염으로 진단하고 치료도 그 병명에 근거하여 기관지확장제 등을 처방한다. 이것으로 좋아지면 문제가 되지 않겠지만, 교과서적인 치료로 좀처럼 좋아지지 않는 경우도 분명히 존재한다. 한방에서는 기침이 있으면《황제내경》咳論에 "오장육부가 모두 기침을 일으킬 수 있다"라고 한 것같이 폐에 국한하지 말고 전신을 자세히 진찰하여 방제를 처방하는 것이 대원칙이다.

복진 기술을 연마하자

주증을 판별

스트레스 사회에서 다양한 증상을 호소하며 내원하는 환자가 증가하고 있다. 가미소요산증 여성의 무한하다고 해도 좋을 정도의 호소에 하나하나 대응하다 보면 의사부터 몸과 마음이 견뎌낼 수 없게 되고 지치게 된다. 따라서 정확한 처방을 결정할 때 가장 중요한 포인트가 바로 주증 판별과 복진 소견이다.

알레르기비염이나 기관지천식에 자주 사용되는 소청룡탕을 예로 들어 살펴보겠다. 소청룡탕은 《傷寒論》에 "상한에 表가 풀리지 않고 心下에 水氣가 있어 마른 구역질(乾嘔)을 하고 열이 나며(發熱) 기침하고(咳) 혹은 갈증이 나거나 설사, 목소리가 쉬거나, 소변이 잘 나오지 않고 小腹滿하며 혹은 喘하는 자는 소청룡탕으로 주치한다[傷寒表不解, 心下有水氣, 乾嘔發熱而咳, 或渴, 或利, 或噎, 或小便不利, 小腹滿, 或喘者, 小青龍湯主之]"라고 기재된 조문의 내용 중에서 복진 소견인 '심하의 수기' 유무를 보는 것이 매우 중요한 포인트가 된다. 소청룡탕의 주증은 '乾嘔, 發熱, 咳'이고 '혹은' 이하의 증상은 모두 客證이므로 주증이 개선되면 客證은 저절로 소실된다. 따라서 참고는 할 수 있지만 그다지 구애받을 필요는 없다고 할 수 있겠다.

또한 각 처방의 주증 포인트를 정리해 둔 것이 요시마스 토도(吉益東洞)의 《方極》이다. 조문과 주석을 포함한 종합처방해설서로는 오다이 요도(尾台榕堂)의 《類聚方廣義》가 있다. 이 책에는 토도 선생의 《방극》과 《유취방》이 하나로 정리되어 있을 뿐 아니라 본인의 임상경험에서 나온 조언이 欄外로 덧붙여 있어 아주 유익하다.

증례1 유방암 수술 후 상지부종과 피부 경화증

【환자】 60세 여성

【현병력】 5년 전, 좌측 유방암으로 액하림프절을 포함한 절제술을 받았다. 서

서히 좌측 상지가 크게 붓고, 피부도 코끼리 피부같이 딱딱해졌다며 내원했다.

【복진소견】 복력은 중등도이며 우하복부에 어혈로 생각되는 압통이 있다.

【치료경과】 갈근가출부탕 합 계지복령환가의이인을 처방했다. 효과는 드라마틱하여 복용 2주 후부터 좌측 상지부종이 없어지기 시작했고, 3개월 후에는 코끼리 모양의 피부 경화증도 사라졌으며, 반년 후에는 거의 우측 상지와 차이가 없을 정도가 되어 매우 기뻐했다.

【코멘트】 계지복령환가의이인은 환자가 호소했던 모든 증상과 복진이 처방 선택의 근거가 되었다. 갈근가출부탕은 《類聚方廣義》 주석에 "본방(갈근탕)에 朮附를 가하여 갈근가출부탕이라고 이름 붙인……응체되어 붓고 아픈 자……이것으로 독을 배출해야 한다"라는 내용에 주목하였다. 환자의 좌측 유방~액하림프절 절제 후의 좌상지의 림프성 부종과 코끼리 피부 모양의 경화증을 '응체되어 붓고 아픈 것'으로 보았다.

객증에 구애받지 않고 주증을 판별하고, 복진을 자세히 진행하며, 《類聚方廣義》는 주석까지 철저히 공부하는 것 모두가 중요하다.

'허'와 '실'의 판단

한방을 본격적으로 공부하려면 기본용어를 정확히 이해해 두어야 한다. 일본에는 중의학과 일본한방의학이라는 두 가지 학파가 있다 보니 당혹스럽게도 같은 한방약을 처방하면서도 생각한 방식이나 개념이 다른 경우가 있어 주의할 필요가 있다.

한 강연회에서 '허실'에 관해 이런 질문이 있었다. "중의학과 《황제내경》에서는 '실'은 邪氣의 有餘, '허'는 精氣의 부족으로 되어 있어 '실'은 공격인자, '허'는 방어인자로서 상대적인 싸움의 결과에 따라 병의 緩急이 결정된다고 생각합니다. 체력의 유무와는 전혀 다른 문제가 아닌가요?"라는 내용이었다. 맞는 말이다. 《황제내경》〈通評虛實論〉에는 "사기가 성하면 실, 정기가 奪하면 허"라고 되어 있으며 이런 내용은 일본한방의학가들에게 있어서 누구나 다 알 만한 기본적인 내용이다.

그런데 왜 일본한방의학에서는 체력의 허실을 강조하게 된 것일까? 이에 대해서 에도 중기에 활약한 명의 와다 도카쿠(和田東郭)의 《蕉窓雜話》에서는 다음과 같이 설명하고 있다. 즉 "평생 말해온 허실을 사람의 몸에 적용하는 것, 이것은 치술(治術)에서 가장 중요한 일에 속한다. 어쨌든 각 인체의 厚薄虛實을 헤아려 약제의 補瀉를 결정해야 한다. 병의 허실에만 주목해서는 안 된다. 모두 각각의 상황에 따라 그에 맞는 약제를 쓰지 않았으면 큰 해를 초래하게 된다", "치술상 병세의 盛衰激易는 기본이고, 그 사람 신체의 허실과 약제의 輕重遲鈍을 잘 변별하는 것이 중요하므로 이에 힘써야 한다"는 내용이다.

중의학의 세계에서도 정종령(程鐘齡)의 《醫學心悟》 論淸法을 인용하여 《중약의 배합》에는 아래와 같은 내용이 서술되어 있다. "淸法을 사용할 때는 먼저 사람과 병증에 대해 충분히 인식하고 있어야 한다……본래 건강한 체질에 實熱證이 생기면 청열제 용량을 약간 많이 사용해도 폐해가 발생하지 않는다."

한편으로는 "본래 허약한 체질에게 열증이 있는 경우, 청열제는 소량으로 사용할 필요가 있다. 이러한 사람은 청열제 용량이 너무 많아지면 열을 치유하지 못하게 될 뿐 아니라 체내에 寒이 생겨 버린다. 이것이 청법을 할 때, 환자를 제대로 관찰해야 하는 이유이다."

《황제내경》이나 중의학에서 정의하는 '허실'은 실제 임상에서 체력의 허실도 참고로 하여 치료에 임하는 것이 중요하다는 것이다. 한마디로 요약하자면 '學醫'와 '術醫'의 차이를 말하는 것이다. 임상가는 이론에만 얽매이지 말고 치료법까지 완전히 이해하여야 한다.

체력의 '허실'을 어떻게 판단할지 고민할 때, BMI 즉 얼핏 보아 비만한 사람이 반드시 실증은 아니라는 것에 주의하여야 한다. 일본한방의학에서는 대시호탕이나 방풍통성산, 방기황기탕 사이에 명확한 허실의 차이가 있음은 누구나 다 알고 있다. 일반적으로는 근육의 긴장도와 복력, 소화기능의 강약 등을 참고로 하여 결정하며 복진도 중요하다. 요시마스 토도(吉益東洞)의 치험록인 《建殊錄》에는 복진 소견이 처방결정의 중요한 수단이 된다고 하였다. 일본한방의학을 배우고 익힐 때, 확실히 복진 기술을 갈고 닦는 것이 매우 중요하다는 것을 강조하고 싶다. 이때 도움이 될 만한 교과서 중 하나가 와쿠다 요시토라(和久田叔虎)와 이나바 분레이(稻葉文禮)가 저술한 《腹證奇覽》이다.

한방처방특유의 압통점

처방특유의 압통점을 가지고 처방선택의 결정적 수단으로 활용한다는 것은 의학을 전문으로 하는 사람에게 어떻게 보면 수준 낮은 일이다. 실제 임상현장에서 그렇게 딱 맞아 떨어지는 것이 있는 것은 아니다. 관련된 몇몇 내용을 소개한다.

1. 오쓰카의 臍痛點

야마다 데루타네 스승님이 오이타 시에 강연하려고 왔을 때, 나는 초기 감기에 걸렸던 관계로 현장에서 진료를 받게 되었다. 맥은 浮한데 힘이 있고 "뒷목이 뻣뻣하고 땀은 나지 않으며 惡風"이 있었기 때문에 "갈근탕증이다"라는 말을 들었다. 복진상 배꼽 직상부의 Linea Alba 부착부를 누르니 '윽!' 하고 통증이 느껴졌다. "이것이 오쓰카 선생의 유명한 제통점으로, 갈근탕증 복진에서 결정적인 단서"라고 배웠다. 갈근탕을 복용한 뒤, 이틀 내에 臍痛과 함께 모두 나았다.

이후 나 스스로 "왠지 감기 기운이 있는 것 같다"라고 싶을 때 이 제통점에 압통이 있으면 바로 갈근탕을 복용하며 무사히 지내고 있다. 환자에게 갈근탕을 처방할 때에도 급·만성기를 막론하고 응용하고 있다.

2. 향소산과 명치 밑 압통

스트레스와 관련된 문제를 호소하며 한방치료를 원해 내원하는 환자가 늘고 있다. 반하후박탕과 함께 대표적인 氣劑 중 하나인 향소산도 "四時의 溫疫傷寒, 머리가 아프고 한열왕래하는" 경우뿐 아니라 심신증 병태에 단독 혹은 오약 등을 가미하여(正氣天香湯) 또는 합방하여(가미소요산이나 사역산 등) 사용할 기회가 많다.

사용 시 복진 포인트 중 하나가 와다 도카쿠(和田東郭)의 《蕉窓方意解》 향소산 조문 중에 나오는 '명치 밑에 심한 통증'이다. 이 소견을 참고하여 처방했을 때 좋은 효과를 얻고 있다. 정기천향탕은 향소산의 생강을 건강으로 바꾸고 오약을 가미한 처방으로 아사다 소하쿠(淺田宗伯)가 '氣劑의 總司'라고 치켜세웠다. 실제로 기의 울체에 의한 모든 질환에 드라마틱한 효과를 발휘한다. 이 처방의 적응증에도 명치 밑의 자발통·압통이 있는 경우가 많다.

3. 치타박일방과 다카기 요시코의 압통점

치타박일방은 외상질환에 종종 사용하는 처방이다. 복진상 포인트로 "배꼽 우측 1~2횡지부분의 방산압통과 저항을 목표"로 처방하면 좋다고 나와 있다.

슈도 다카오(首藤孝夫) 씨의 계속된 테스트에서도 "다카기 요시코(高木嘉子)의 복부압통점을 보인 환자는 91.3%의 높은 유효율을 보였다"라고 보고하였고, 나도 이 효과를 몸소 확인하고 있다(《월간한방요법》 6, 2005 참고).

부언하자면 처방을 압통점을 통해 결정하는 것은 하나의 수단일 뿐, 기본 메뉴얼의 습득과 《상한·금궤》를 숙독하는 것이야말로 무엇보다도 중요하다.

약재 가감

川芎

한방치료 기술 중에는 '약재 가감'이라는 것이 있다.

예를 들어 중약학에서는 천궁을 理血藥으로 분류하여 活血行氣와 祛風止痛 작용이 있다고 본다(《중의임상을 위한 중약학》). 활혈행기작용으로는 사물탕과 시호소간산 혹은 冠心Ⅱ호방에 들어 있고, 거풍지통작용으로는 두통에 쓰이는 천궁다조산에 포함되어 있다.

와다 도카쿠(和田東郭)는 《蕉窓雜話》[8]에서 천궁은 "肝氣를 잘 소통시켜 완화하므로 간기가 흉곽을 꽉 막은 경우, 반하후박탕에 천궁을 가하여 쓰면 좋아질 수 있다"라고 했다. '간기를 소통시키는' 효능을 응용하여 '두통에도 쓴다'라고 했다.

이 내용을 토대로 생각해보면 천궁다조산이 효과가 있는 두통은 배경인자에 肝鬱의 원인이 될 만한 스트레스가 존재하는 유형으로 생각해볼 수 있겠다. 그렇다면 가미소요산이나 사역산 등에 천궁을 가미하는 방법도 고려해볼 수 있을 것이다. 다만 가미소요산은 상승되어 있는 血氣를 하강시키는 작용이 있으므로, 모든 약을 위로 끌어올리는 천궁은 가하지 않는 것이 원칙이나, 필자의 경험으로는 1~2g 정도의 가미로는 문제가 되지 않는 것 같다.

荊芥

형개는 일반적으로 중약학에서 辛溫解表藥으로 분류한다. 필자는 형개연교탕이나 십미패독탕의 이미지가 강해서 주로 ①祛風解表, ②宣毒透疹 효능으로 사용해왔다. 그러던 중 《勿誤藥室方函口訣》의 도핵승기탕 조문을 보다가 "瘀血發痙은 형개를 가하고, 血瀝痛은 부자를 가한다"라고 한 것을 발견했다. 아

8 大塚敬節, 矢数道明 편. 近世漢方医学書集成. 名著出版. 1979. p.386에서 인용.

무래도 일본에서 축적된 경험인 것 같은데 "월경할 때마다 요통과 복통을 참을 수 없고, 심하면 譫語, 인사불성인 자"에게는 도핵승기탕만으로도 좋아질 수 있지만 "草藥 복용 후 유산했거나 毒氣上攻하며, 心胸急迫하고 項背强直하며, 牙關緊急하고 오로가 잘 나오지 않으며, 대소변이 나오지 않고 憎寒壯熱하며, 갈증이 심하여 자꾸 마시려 하고 허리와 배가 쥐어짜듯 아프며 심하면 角弓反張하는 경우" 즉 파상풍으로 생각되는 경우, 도핵승기탕에 형개를 가하여 사용하면 좋다고 한다. "파상풍에 정말로 효과가 있을까?"라는 생각은 들지만…….

여기서 어떻게 형개 하나를 가미하면 그런 효능이 생기는지를 《중의임상을 위한 중약학》의 내용을 통해 재확인했다. 형개에는 ③散瘀止血, ④祛風止痙의 작용도 있는데, 이 작용으로 예전에는 單味로 쓰이기도 했다고 적혀 있었다. 물론 지나친 허증에는 가미하기 어려울 것으로 생각한다. 이런 내용이야말로 약재 가감의 즐거움이다. 기본 약 사용법을 충분히 익힌 후에 가미를 시작해야 함은 당연한 일이다.

桂枝

중약학에서는 계지, 계피 또는 육계를 약효가 다르다며 구분해 두고 있다. 《중의임상을 위한 중약학》에 따르면 "육계(계피)와 계지는 계수나무의 다른 부위이다. 육계는 줄기의 껍질이고 계지는 어린 가지 또는 그 樹皮"로 "모두 溫營血·助氣化·散寒凝의 효능을 가진다"는 점은 같으나 "육계는 辛甘·大熱하여 작용이 강하고 溫裏止痛작용이 있다", 반면 "계지는 신감·溫하고 작용이 완만하며 發表散寒하는 효능이 있다"라고 되어 있다. 간단히 말하면 감기 초기나 표증에는 계지를, 내장의 냉증에는 육계(계피)를 사용한다고 할 수 있겠다.

일본한방의학의 요시마스 토도(吉益東洞)는 그의 저서 《藥徵》에서 계피는 "衝逆을 주치한다"라고 하면서 이 외 "奔豚, 두통, 발열, 오풍, 汗出身痛을 치료한다"라고 했다. 品考에서 "李杲는 氣味厚薄으로 계지와 육계를 구분하여 上行下行 이론을 설정하였는데, 그것은 억측이다. 이를 따라선 안 된다"며 두 약재를 구별할 필요가 없다고 단언하고 있다. 실제로는 어떠할까?

다음 증례는 계지 가감례이다.

증례1 깨질 것 같은 두통과 어지럼에 계지가계탕

【환자】 57세 여성

【주증상】 집 근처에 노래방이 들어와 밤새 시끄럽다 보니 불면이 생겼다. 경찰에 신고했지만 스스로 처리하라는 이야기를 듣고 울화가 치밀어 오르면서 피가 거꾸로 솟았다. 기분이 나쁘고 상열감이 들면서 깨질 것 같은 두통과 어지럼이 생겼는데, 반대로 발은 시리다며 내원했다.

【한방진찰】 약간 허증 유형이며 얼굴은 새빨갛고 초조해하며 빠르게 말했다. 맥은 90~100/분, 浮弱, 혈압 146/84mmHg. 복력은 약간 약하고 右臍傍에 복직근拘攣, 左臍傍에 대동맥의 명확한 박동이 촉지되었다.

【치료경과】 계지가계탕 3일분을 처방하자 모든 증상이 드라마틱하게 개선되었다. 계지탕의 계지를 거의 두 배(3량→5량)로 사용했을 뿐인데 새로운 적응증에 효과를 보였다. 만약 계지를 뺐다면 어떻게 되었을까?

증례2 복만·설사에 계지거계가백출복령탕

【환자】 33세, 여성.

【주증상】 2~3일 전부터 발열, 전신근육통·두통이 생겼다. 감기약(해열제 포함)을 복용해도 열은 떨어지지 않았고 두통은 오히려 심해지면서 복만과 약간의 설사 경향이 생겨 내원했다.

【한방진찰】 약간 허증, 맥은 浮微弱, 복력은 중등도이면서 心下痞가 있었다. 소변배출도 원활하지 않았다.

【치료경과】 계지거계가백출복령탕을 처방했고, 3일분 복용으로 완치되었다.

이 처방은 '거 계지'에 대해 예로부터 논쟁이 있어 왔지만 필자는 원전대로 사용하여 종종 좋은 효과를 얻고 있어 이대로가 좋다고 생각한다. 계지라는 한 가지 약재의 가감에 따라 증이 달라지는 것이 한방치료의 묘미이다.

芍藥

'서면 작약'[9]이라는 말이 있듯이 꽃이 청초하여 고상한 이미지이다. 한방약으로 사용하는 것은 뿌리이다. 요시마스 토도(吉益東洞)는 《藥徵》 品考에서 "두 종류가 있다. 木芍藥이 진품이며, 나머지는 사용하지 않는다"라고 했다. 그 효능은 '結實拘攣'을 主治한다고 서술했다. 《중의임상을 위한 중약학》에는 "《신농본초경》에는 적백을 구별하지 않고 있는데, 송대 《圖經本草》에서 처음으로 금작약(백작약)과 목작약(적작약)으로 구분했다. ……백작약은 補益, 적작약은 通瀉 효능이 있다"라고 쓰여 있다. 어찌되었든 토도는 목작약 사용을 권하고 있다.

감기 초기에 사용하는 계지탕의 작약을 두 배로 늘리면 위장약인 계지가작약탕이 된다는 것이 한방약의 신기한 측면이다. 코감기에 종합감기약을 쓰고, 위장약으로 부틸스코폴라민브롬화물 세 알을 추가하여 사용할 때, 이를 6알로 늘려도 방의는 변하지 않지만 계지탕과 계지가작약탕은 전혀 다르다. 작약을 두 배로 사용하였을 뿐인데, 태양병약이 태음병약으로 되는 것이다.

토도는 《방극》에서 "계지탕증이면서 腹拘攣이 심한 자를 치료한다"라고 했다. 《傷寒論》에서는 "본래 태양병인 상황에 의사가 반대로 하법을 쓴 결과, 복만하고 때때로 아픈 자는 태음병에 속한다. 계지가작약탕을 쓴다"라고 했으며, 또한 "大實痛이 있으면 계지가대황탕으로 치료한다"라고 했다. 포인트는 '복만하고 때때로 아픈' 경우, 계지가작약탕의 적응증이라는 것이다.

반면, 체력이 좀더 허하고 통증이 지속되는 경우에는 교이를 가하여 소건중탕을 쓴다. 《傷寒論》에서는 '腹中急痛', '虛勞', '裏急', '腹中痛', 또한 토도의 《방극》에서는 "裏急하며 腹皮拘急 혹은 急痛한 자"라고 그 포인트를 정리해 두었다. 이 두 처방이 특히 소아의 과민대장증후군이나 臍疝痛에 특히 좋은 효과를 발휘하는 것으로 알려져 있다.

소건중탕증이면서 도한·자한이 있는 경우는 황기를 가하여 황기건중탕으로 쓰며, 계지가작약탕에 당귀를 가하면 '부인 産後虛羸不足 腹中刺痛'에 쓰는 당귀건중탕이 된다. 다만 계지탕 가 도인·지황인 계지도인탕과 감별해서 사용하는

9 아름다운 여성의 외모와 행동거지를 꽃에 비유 형용하는 일본의 속담이다. "서면 작약, 앉으면 모란, 걷는 모습은 백합의 꽃"에서 따온 말—역자 주.

것이 중요하다. 아사다 소하쿠(淺田宗伯)의 《勿誤藥室方函口訣》에서는 "월경 후 복통 혹은 출혈과다는 혈허이다. 당귀건중탕을 쓰는 것이 좋다. 월경 전 腹脹疼痛은 血氣凝滯이다. 계지도인탕을 쓰는 것이 좋다"라고 코멘트했다. 나는 계지도인탕이 도핵승기탕이나 계지복령환의 허증용 처방이라고 생각한다. 또한 당귀건중탕에 황기를 가하면 하나오카 세이슈의 歸耆建中湯이 된다. 이는 십전대보탕과 감별하여 사용해야 한다. 가감을 통해 처방 활용의 폭이 무한히 넓어지는 것이다. 이럴 때 한방약의 심묘한 세계를 느낀다.

좌우와 한방약

오른쪽은 氣, 왼쪽은 血

서양의학과는 달리 한방의학에서는 같은 병태이더라도 오른쪽인지 왼쪽인지에 따라 처방이 달라지는 경우가 있다.

최근 서양의학적으로 도무지 어떻게 판단해야 할지 곤란한 호소를 하며 내원하는 환자가 늘고 있다. 이런 상황에서는 필자의 현재 실력으로《傷寒論》·《金匱要略》 처방만으로는 대응이 어렵다고 느끼는데, 그때 자주 참고하는 것이 에도시대 고가 쓰겐(甲賀通元)이 復刻한《古今方彙》이다. 해설서로는 아사이 데이안(淺井貞庵)의《方彙口訣》이 유명하다. 필자는 난치성 질환을 치료할 때 자주 참고하고 있다. 특히 병명·병태별로 대표처방이 수록되어 있어 매우 편리하다.

내용을 자세히 살펴보면 에도시대 어느 유파의 한방의가들이 '오른쪽은 기, 왼쪽은 혈'로 생각하여 처방을 조합, 활용했음을 알 수 있다.

한 예로 '중풍'문을 살펴보겠다. 현대용어로 이야기하자면 뇌졸중이다. 같은 마비더라도 "오른쪽은 瘓, 왼쪽은 癱"이라 하였으며 대표처방으로 오약순기산은 좌우 어느 쪽 마비든지 사용할 수 있으나, 가감윤조탕이나 가미사물탕은 좌반신불수, 가감제습탕이나 가미사군자탕은 우반신불수에 사용한다고 되어 있다. 특히 우측일 경우에는 언어장애가 나타나는 경우가 있어 이 점은 참고가 된다.

덧붙여 고방파는《金匱要略》〈中風歷節病篇〉의 古今錄驗續命湯이나 千金三黃湯을 위주로 사용하고 있다. 여기에는 좌우 구별과 관련된 내용이 서술되어 있지 않다.

비만한 사람의 중풍 예방에는《宣明論》의 방풍통성산에 구어혈제를 합방하여 처방하는 것을 기본으로 생각하고 있으며, 대시호탕·황련해독탕·삼황사심탕 등도 종종 사용할 수 있으나 뇌졸중이 발생한 경우에는 貝母栝樓湯이 좋다고 기록되어 있다.

구안와사는 안면신경마비로 생각할 수 있는데, 復正湯·貝母栝樓湯·大

三五七散·加味八仙湯(《古今方彙》의 '痲木'에 수록됨)이 좋은 효과가 있다고 해두었다. 여기에도 좌우 구별과 관련된 내용은 없다.

'두통'문에는 "왼쪽에 치우친 두통은 風과 血虛에 속하므로 당귀보혈탕, 오른쪽으로 치우친 두통은 痰과 氣虛에 속하므로 황기익기탕, 좌우 모두 아픈 두통은 기혈양허에 속하므로 조중익기탕이 좋다"라고 되어 있다. 우리가 자주 사용하는 반하백출천마탕이나 천궁다조산, 오수유탕 그리고 모든 두통을 치료한다고 알려진 청상견통탕 등은 좌우에 관계없이 사용할 수 있다고 나와 있다.

이명

최근 완고한 이명, 난청을 호소하며 내원하는 환자가 늘고 있다. 이비인후과에서는 전혀 낫지 않아 한방으로 어떻게 안 될까 하는 기대를 하며 오는데, 柴蘇散이나 신기환이 효과가 있는 증례는 의외로 많지 않아 《古今方彙》의 '이명'문을 펴보지 않을 수 없다.

제일 먼저 감별해야 할 처방은 《萬病回春》에 등장하는 滋腎通耳湯이다. 필자는 여기에 소엽을 가미하여 사용한다. 또한 진피·생강·감초·대조를 가하여 쓰기도 한다. 胃藥으로서 기울에 쓰는 향소산 가미 같은 느낌으로 활용하는 방식이다. 이렇게 하면 완고한 이명이 경감되거나 난청이 드라마틱하게 개선되는 경우가 상당히 있다.

다음으로 "분노하여 왼쪽에 耳聾이 있는 자에게 龍膽湯", 또한 "자음지황탕(《萬病回春》)은 오른쪽에 耳聾이 있으면서 색욕이 상화를 망동한 경우에 사용한다"라고 되어 있다. 이 구절만으로 어떠한 상태일지 잘 알지 못했지만, 실제 증례를 경험해보고는 "과연 그렇군!" 하고 확신할 수 있었다.

증례1 자음지황탕 가 조구등

【환자】 71세 남성

【현병력】 40세경부터 특히 오른쪽 귀의 이명이 시작되었고 나이가 들수록 심해졌다. 65세 이후로는 머리 전체가 '즈즈, 삐삐, 쏴쏴' 하고 울려 집중력이 떨어지고 좋아했던 독서도 할 수 없게 되었다며 내원했다.

【한방진찰】 중간 키, 중간 체형. 혈압 132/84mmHg. 맥은 沈弦. 복력은 중등도이며 우측에 흉협고만, 臍傍에서 위쪽에 動悸가 촉지되었다.

【치료경과】 肝鬱을 베이스로 한 상태로 생각하여 시호가용골모려탕 합 향소산 가 갈근·황련·산조인을 처방했다. 다음으로 조등산 합 육미환을 약 2주마다 변경해도 전혀 변화가 없었다. 그래서 망진할 때의 느낌, 자꾸 간호사를 만지려고 하는 태도로 보아, 나이가 들었지만 테스토스테론이 오히려 많아서 신허는커녕 오히려 腎이 실하지 않을까 생각했다. 그래서 자음지황탕 가 조구등으로 변경하였다.

2주 뒤 내원했을 때, 오른쪽 귀의 이명은 믿을 수 없을 정도로 좋아졌고 "기분이 편안하고 기력도 난다. 독서도 즐길 수 있게 되었다. 꼭 계속 복용하고 싶다"라고 했다. 이 증례의 오른쪽 耳聾은 틀림없이 '색욕이 상화를 망동하여' 발생한 것이라고 할 수 있지 않을까?

증례2 자음지황탕

【환자】 63세 남성

【치료경과】 2년 이상 계속된 완고한 우측 耳聾이 있었다. 증례1과 비슷한 유형이었으므로 처음부터 자음지황탕을 처방했다. 3주 후 "좋아졌다", 6주 후 "거의 다 좋아졌다. 이번에는 요통을 치료하고 싶다"라고 하여 독활기생탕을 처방했더니 많이 개선되었다.

증례3 安神復元湯

【환자】 65세 여성

【현병력】 여러 싫은 일들이 계속되어 이런저런 생각으로 괴로워하던 중 반년 전부터 양쪽 귀에 심한 이명이 생겼다. 수면부족이 계속되면 특히 심하다고 했다. 게다가 "귓속이 매우 가렵다"라고 자꾸 호소했다.

【치료경과】 가미소요산 합 향소산 가 인삼·산조인을 처방했으나 꿈쩍도 하지 않았다.

이럴 때 바로 《古今方彙》의 안신복원탕에 "사려로 心煩하여 이명 혹은 귓속이 가려운 것을 치료한다"라고 된 구절을 읽고 "바로 이거다!"라는 생각이 번뜩 들었다.

2주 후 "믿을 수 없을 정도로 좋아졌다"며 밝은 얼굴로 인사했다. 다만 이 처방은 좌우 구별이 없어 보인다.

소시호탕의 胸脇苦滿

소양병의 대표처방인 소시호탕의 흉협고만은 좌우 어느 쪽에 많이 나타날까?

아마다 교코(山田業廣)의 《椿庭夜話》에 참고할 만한 기록이 있다. 인용해보면 "시호제는 右脇의 痞에 효과가 없지만, 大方은 좌협하의 痞에 쓰면 효과가 있다." 이것은 메구로 도타쿠(目黑道琢)도 그의 저서 《餐英館療治雜話》의 소시호탕 口訣에서 "이 처방의 표적은 左脇拘攣 또는 좌협이 뭉쳐서 누르면 약간 통증이 있고 한열왕래하는 자라면 효과가 없을 리 없다. 소위 흉협고만이란 바로 이것이다"라고 기술했다. 게다가 "두통이 심하여 찢어질 듯하고 열이 나는 자"에는 "석고를 가하면 효과가 있다. 이것이 간화상염두통이라면 좌측 협부에 신경을 써야 한다. 열이 좌협에서 발하여 두통도 좌측으로 심하니, 더욱 효과가 탁월하다"면서 좌측에 포인트가 있음을 강조했다.

이나바 분레이(稻葉文禮)의 《腹證奇覽》에 있는 소시호탕 腹診圖, 해설문, 그리고 와쿠다 요시토라(和久田淑虎)의 《腹證奇覽翼》의 복진도에는 좌측이 강조되어 있지 않다. 《기람익》에는 證 설명문 중에 "부인이 월경 중 사기(邪氣)를 얻거나 혹은 사기를 얻은 후 월경이 나오면 열이 血室에 들어가 흉협고만이 생긴다. 그 증상은 반드시 좌측 협하에 생긴다"라고 하였다. 이런 이유로 "부인의 혈실이 좌측 小腹에 있다"라는 말이 나온다. 이 혈실이 서양의학적으로 어떤 장기를 지칭하는 것인지 예로부터 많은 논의가 있었다. 간이나 자궁이 후보에 오르내리고는 있으나 결론은 나지 않았다. 경락과 연관 지어 와쿠다가 자신의 의견을 이야기하고는 있으나, 그 내용을 필자로서는 쉽게 이해하기 어렵다.

현대에 들어서 소시호탕의 흉협고만은 좌측에도 있지만 우측이 좀더 강하게 나오는 느낌을 필자는 받고 있으며 야마다 데루타네 스승님도 그렇게 말씀하셨다.

좌협통

사역산이나 가미방인 시호소간산, 解勞散, 혹은 延年半夏湯을 사용할 증은 증상이 좌측으로 심한 경향이 있다. 복부 단순 X-ray 촬영을 통해 관찰해보면 대장의 비장 만곡부나 위에 가스가 저류되어 있어서 타진해보면 鼓音이 있다. 필자는 이것이 그런 현상의 이유라고 생각하고 있다.

《古今方彙》의 '脇痛'에 소간탕은 "좌협하통과 肝積은 혈에 속하고, 怒氣로 인해 혈이 상했거나 혹은 跌撲閃挫로 통증이 발생했을 때를 치료한다"라고 되어 있으며, 구성약재를 보면 사역산 거 감초 가 당귀·도인·청피·천궁·황련·홍화로 시호소간산에 血劑와 황련을 가미한 방의이기 때문에 좌협하통에 특히 효과가 좋다는 것을 이해할 수 있다.

완고한 좌협통을 호소하는 사람을 서양의학적으로 만성췌장염 등으로 오진하여 쓸데없는 치료를 하는 경우가 때때로 있다. 이때 복부를 타진해보아 같은 부위에 고음이 확인된다면 복부 단순 X-ray를 통하여 비장 만곡부에 가스저류가 있는지 확인한다. 이후 한방약인 시호소간산이나 당귀탕을 허실에 따라 구분하여 처방하면 오랜 시간 계속되던 통증도 단기간에 드라마틱하게 개선되는 경우가 있다. 당귀탕은 허증·寒證에 많이 사용한다.

증례4 좌협통에 당귀탕

【환자】 72세 여성

【현병력】 주증상은 50세경부터 나타난 완고한 좌협통이다. 췌장조영술, CT, MRI 등 몇 차례 검사를 시행한 결과 만성췌장염이라 진단받아 췌장염 치료제인 카모스타트 메실산염·진경제인 부틸스코폴라민브롬화물·소화제를 복용 중이었다. 그러나 전혀 효과가 없었다. 정신질환인가 하여 SSRI·항우울제·안정제도 복용하였으나, 오히려 입이 마르고 잠들기 어렵게 되었을 뿐 좌협통은 조금도 좋아지지 않았다며 내원했다.

【한방진찰】 마른 체형으로 맥은 沈細, 혈압 130/74mmHg. 복력은 약하고 臍傍~臍上까지 복부대동맥 박동이 촉지되었으며, 좌협하에 타진상 고음이 보였다. 복부는 배꼽~좌협에 걸쳐 차게 느껴졌으며 복부 단순 X-ray상 비장 만곡부

에 가스저류가 있다.

【치료경과】 당귀탕 엑스제 7.5g/일을 3회로 나누어 복용하도록 했다. 1주 후 통증 정도가 1/3 정도, 1개월 후에는 완전히 없어졌다며 매우 기뻐했다.

우협통

《古今方彙》에는 우협통에 推氣散이 좋다고 했는데 "간사(肝邪)가 폐로 들어가 우협통이 심하고 창만하여 잘 먹지 못하게 되는 것을 치료한다"라고 하였다. 구성약재는 강황·지각·계심·감초·진피·반하·생강이다. 본래 이 증상의 병태는 간만곡부의 가스, 킬라이디티 증후군(Chilaiditi syndrome) 등으로 생각된다. 필자로서는 사용할 기회가 그다지 없었으며 오히려 七味良枳湯을 더 많이 사용하고 있다.

협통병소의 좌우에 따라 구성약재를 달리 사용하는 것에 대해 《椿庭夜話》에서 다루고 있다. 良薑, 오수유를 좌우 구별하여 사용한 것은 와다 도카쿠(和田東郭)가 처음이라고 했다. 좌측은 오수유, 우측은 양강이 효과가 있다는 설이다. 주단계(朱丹溪)의 左金丸料는 오수유·황련 두 가지 약재로 구성되며, "간에 火實이 들어가 좌협통이 생긴 것을 치료한다"라고 되어 있는 것도 이 이론에 기반한다고 볼 수 있다. 우측에 사용하는 양강에 대해서는 "苓桂甘棗湯은 모든 우협하의 痞證에 쓰면 효과가 좋다"라고 되어 있는데, 이것에 기반하여 양강 등을 가미한 "칠미양지탕은 우협하의 비증을 치료하는 묘방이다"라고 하였다. 이에 따라 필자는 우협통에 주로 양지탕을 사용하고 있다.

증례5 우협통에 양지탕

【환자】 45세 여성

【현병력】 식욕은 좋으나 10일 전부터 식후 속이 더부룩하고 우측 옆구리와 복부부터 등에 걸쳐 통증이 있고 입이 마르다며 내원했다.

【한방진찰】 체격·영양상태 중등도. 혈압 120/76mmHg. 맥은 沈細. 설은 淡紅·胖·薄白苔. 복력은 중등도이며 흉협고만은 없다. 우측 복직근이 늑골궁하부터 배꼽 주위까지 攣急했다.

【치료경과】 양지탕을 탕약으로 투여했다. 2주 후 내원하여 '매우 좋아졌다. 약이 맛있다'라고 했다. 위내시경에서 전정부 미란성 위염이 보였다. 대변검사에서 잠혈(−), 초음파 검사에서는 담낭의 폴립(polyp)뿐이었다. 이후 2주분을 계속 복용하자 증상이 모두 없어져 종료했다.

【코멘트】 출전은 《勿誤藥室方函口訣》의 〈療治大槩〉이며 구성약재는 苓桂甘棗湯 가 반하·양강·지실 7가지이다. '塊痛이 우측에 있는 경우'가 적응증이다.

좌우협통

좌우 양쪽 협하가 아프면 어떤 처방이 좋을까? 저자는 시호소간산 합 良枳湯을 처방하여 좋은 효과를 거둔 경험이 있다. 《古今方彙》에는 柴胡芎歸湯이 좋다고 되어 있다. 향부자·당귀·용담·목향·사인·감초·시호·천궁·작약·청피·지각·생강으로 구성되므로 역시 사역산가미방이다. 이진탕 가미방도 "담음이 양협으로 유주하며 아프고 소리가 나는 경우를 치료한다"라고 하며 본방에 지각·목향·사인·천궁·청피·창출·향부자·소회향을 가하고 감초를 뺀 구성으로 되어 있다. 이 병태는 위내에 담음과 가스가 저류된 것이라고 생각할 수 있다.

*

마지막으로 와다 도카쿠(和田東郭)의 "우측에는 良薑, 좌측에는 오수유"라는 설에 대하여 야마다 진테이(山田椿庭)는 실제 증례 경험에 근거하여 "(오수유가 들어간) 당귀사역가오수유생강탕은 우측에 사용하여 빠르게 주효하는 것에 비하면 좌측에 사용하면 어느 정도 효과가 나지만 약하다. 이 처방의 오수유는……(좌측보다도) 우측에 쓰면 오히려 더 효과가 있다"고 언급했다. 오수유탕의 편두통 적응은 좌측뿐이 아니므로 야마다 진테이의 설에 따라 좌우 모두 가능하다. 다만 복부에 있어서는 지금까지 이야기해 온 좌우 차이를 고려하여 처방하는 것이 참고가 된다고 생각한다.

異病同治

사역산과 계지복령환

《한방용어대사전》에 따르면 이병동치란 "일반적으로 다른 병에 다른 증이 있으므로 치료도 다르다. 그러나 질병이 다르다 하더라도 같은 성질의 '증'이 있는 경우가 있는데, 이때는 동일한 방법을 사용하여 치료를 하는 것"으로 정의하고 있다.

구체적인 예를 들어보겠다. 서양의학적 병명은 다르나 동일한 복진 소견을 보이고 중의학적으로는 간울(기체)과 어혈증이 공통으로 있어서 사역산과 계지복령환 엑스제 합방으로 주효한 효과를 얻었던 4증례이다.

증례1 체간, 胸背部 냉증

【환자】 73세 여성

【현병력】 현재 다른 의사에게서 고혈압으로 암로디핀을 골다공증으로 비스포스포네이트와 비타민D 제제를 복용 중이다. X−4년, 특별한 원인 없이 양 흉협부에서 상복부, 등에 걸쳐 띠 모양의 냉증이 발생했다. "여러 과를 돌며 온갖 검사를 받았지만 확실한 원인을 밝히지 못했고 여러 가지 약을 산더미처럼 먹었지만 전혀 효과가 없었다"라며 X년 11월 중순 본원에 내원했다.

【한방진찰】 키 140cm, 몸무게 44kg의 작은 체구이다. 혈압 120/76mmHg. 맥은 沈弦. 舌診상 약간 紅舌, 胖, 微白苔. 그리고 처방선택의 결정적 수단이 된 것은 복진 소견이었다. 복력은 중등도~강 정도였고, 양측성 흉협고만(우측이 약간 심하다)과 臍下에 이르는 복직근攣急이, 양하복부에 어혈로 생각되는 저항·압통이 있었다.

【치료경과】 엑스제로 사역산 5.0g, 계지복령환 5.0g을 합방하여 2회로 나누어 복용하도록(아침·저녁) 처방했다. 1주 후 내원하여 "냉증이 조금 좋아졌다"라고 했다. 다시 3주 후에는 냉증이 거의 없어졌다. 이후 추가로 3주분을 처방하자 냉

증이 전부 없어져 치료를 종결했다.

【코멘트】 신체냉증이 주증상인 경우 중의학에서는 溫經散寒藥인 오적산 등이, 일본한방의학에서는 육경분류상 태음병 혹은 소음병으로 보아 계지가출부탕이나 부자탕 등을 첫 번째 사용 후보로 생각한다. 그러나 이 증례는 맥진·설진과 복진 소견에 따라 사역산 합 계지복령환을 선택한 후 처방하여 좋은 효과를 얻었다.

증례2 만성방광염

【환자】 72세 여성

【현병력】 30대 경부터 방광염이 1년에 여러 차례 반복되며 그때마다 저령탕을 복용하여 어떻게든 해결하고 있었다. 그러던 중 70세를 지날 무렵부터 몸이 차거나 과음을 하면 방광염이 생겨 예전처럼 저령탕을 복용하게 되었다. 그러나 이제는 그다지 효과가 없었다. 특히 3개월 전부터는 "배뇨 후 방광 주변이 얼얼하여 기분이 나쁘다. 또한 요의가 있어도 시원하게 나오지 않는다. 잔뇨감이 심하다"라고 하며 X년 10월 말에 내원했다. 서양의학적으로는 만성방광염과 과민성방광으로 진단되었다.

【한방진찰】 키 160cm, 몸무게 55kg. 혈압 152/90mmHg. 舌診상 淡紅에서 약간 紅, 胖, 齒痕, 白苔. 맥은 沈弦. 하복부 정중앙에 수술흔(38세 자궁근종적출). 복진상 복력은 중등도이며 양측성 胸脇苦滿, 臍下에까지 이르는 복직근攣急. 우하복부에 어혈로 생각되는 저항·압통이 있었다.

【치료경과】 최근에 저령탕 효과가 없었기 때문에 병명 한방처방 방법으로는 용담사간탕이나 오림산 혹은 청심연자음 엑스제 중 감별해야 했다. 그러나 나는 복진 소견을 중시하여 사역산과 계지복령환 엑스제 7.5g씩 3회로 나누어 복용하도록 했다. 2주 후 개선 경향을 보였고 4주 후에는 모든 증상이 사라져, 2주분을 추가 처방한 뒤 치료를 종료했다.

【코멘트】 방광염 유사 증상이 만성화되면 효과가 있다고 알려진 저령탕이나 용담사간탕·오림산·청심연자음 등을 찾게 된다. 그러나 효과를 내지 못할 경우에는 병명 한방처방 방식에서 발상을 전환하여 복진 소견 같은 전통 한방의학적 진단기술에 근거하여 처방을 결정할 필요가 있다.

증례3 원형탈모증

【환자】 39세 여성

【현병력】 18세 때 좌측 난소낭종 염전으로 응급수술을 했던 병력이 있다. X-2년 검진상 자궁근종으로 진단받고 한방치료를 희망하여 내원했다. 계지복령환가 의이인·별갑·대황 탕전약을 처방하여 경과 관찰하던 중 X년 11월 21일 '여러 스트레스가 겹치며 짜증이 이어지고 있습니다. 그러던 중 오늘 아침 후두부에 원형탈모가 생긴 것을 발견하고 왔습니다'라며 내원했다.

【한방진찰】 키 163cm, 몸무게 67kg. 혈압 120/70mmHg. 望診상 후두부에 원형탈모가 보였다(사진4). 맥은 침현(沈弦). 舌診상 약간 紅舌·胖·설첨에 紅紫點, 白苔, 설하정맥의 충혈이 있었다. 복진상 이전보다 두드러진 양하복부의 어혈로 생각되는 저항·압통점이 있었으며, 예전과 달리 이번에는 양측성 胸脇苦滿과 臍下에 이르는 복직근攣急이 있었다.

【치료경과】 예전부터 처방해온 계지복령환 가 의이인·별갑·대황에 추가로 사역산 가 용골을 합방하여 처방했다. 6주 후 내원했을 때, 기분이 조금 편해지고 원형탈모증은 금세 회복되었다고 했다(사진5). "이 약을 복용하면 심신이 매우 편하다"라고 하여 지금도 계속 복용 중이다.

【코멘트】 남성보다 특히 여성의 원형탈모증은 한방이 매우 좋은 효과를 보이는 영역이다. 배경에 중의학적으로 肝鬱이나 氣滯, 瘀血이 존재할 경우, 허실에 따라 대시호탕에 도핵승기탕이나 대황목단피탕 또는 통도산 등을 합방하거나 시호가용골모려탕 또는 사역산에 계지복령환을 합방하거나 가미소요산과 계지가용골모려탕을 합방하는 등의 방법으로 사용하고 있다. 특히 용골·모려를 가미하는 것이 포인트이다.

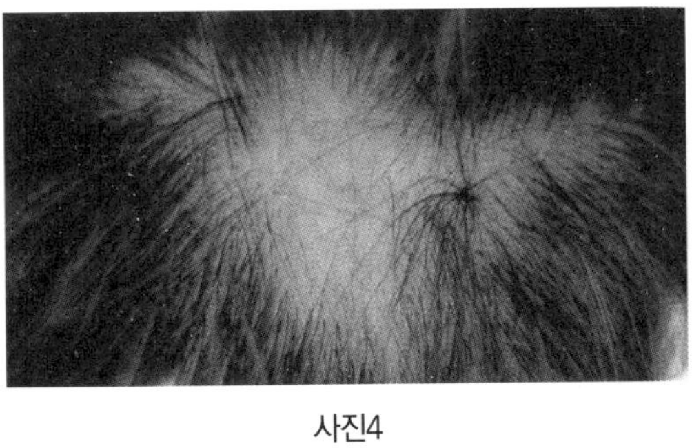

사진4

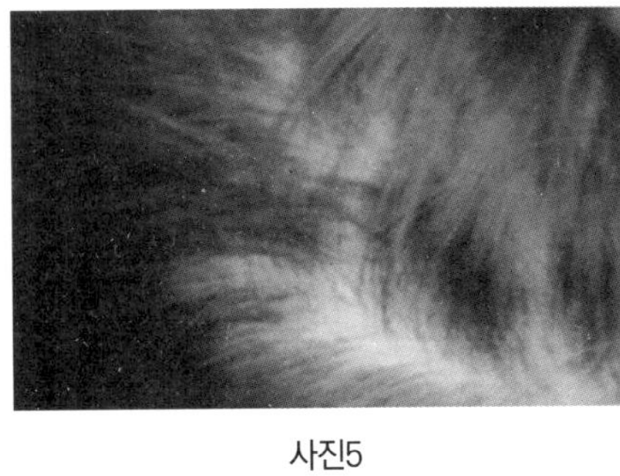

사진5

증례4 비정형치통

【환자】 44세, 남성.

【현병력】 본래 젊을 때부터 편두통을 지병으로 가지고 있었다. X−1년 12월 하순, 레드와인을 마신 날 밤에 심한 두통이 엄습했으며 다음 날 아침에는 좌측 어금니가 아프고 좌측 눈 안쪽까지 통증이 이어지며 좌측 귓속이 욱신거리며 아팠다. 여러 진료과를 방문한 뒤 삼차신경통으로 진단받아 항경련제 카르바마제핀을 복용하였으나 전혀 효과가 없었고, 이후 삼환계 항우울제 아미트립틸린·향정신성 치료제 클로나제팜·편두통 치료제 졸미트립탄도 통증을 아주 조금 줄인 정도였으나 거의 온종일 계속되어 수면에도 지장이 있을 정도였다. 업무도 계속하기 어려워져 X년 3월 23일 본원에 내원했다.

【한방진찰】 키 150cm, 몸무게 52kg. 작은 체구. 혈압 116/78mmHg. 望診상 때때로 통증 때문에 괴로워하며 얼굴을 일그러뜨리는 모습을 보였다. 舌診상 약간 紅舌·胖·치흔·微白苔. 맥은 沈弦. 복진상 복력은 중등도이며 양측성 胸脇苦滿·복직근攣急, 우하복부에는 어혈로 생각되는 저항·압통점이 있었다.

【치료경과】 복진을 참고하여 사역산과 계지복령환 엑스제를 7.5g씩 3회, 변비도 있어 통도산 엑스제 2.5g을 취침 전 복용하도록 했다. 이후 모든 증상이 좋아져 3개월 후 치료를 종료했다.

【코멘트】 병명 한방처방 방식이었다면 이 증례에 어떤 처방을 선택했을까?

同病異治

꽃가루알레르기

1월은 독감 환자가 많고 그 불이 겨우 꺼지고 나면, 2월이 되면서 꽃가루알레르기 환자가 우르르 밀려든다. 그러던 중 언뜻 보기에도 허증이며 냉증도 있는 것 같은 여성이 내원했다. "오랜 기간 알레르기비염으로 고생하고 있지만, 양약은 복용하면 졸리고 입이 마르며 속도 좋지 않아 잘 맞지 않는다. 여기저기 알아보니 소청룡탕이 좋다고 해서 그 처방을 받고 싶다"며 내원했다. 한방은 병명을 기준으로 처방을 결정하는 것이 아니라, 證에 따라 치료를 한다고 설명한 뒤 진료했다. 마른 체형이며 안색은 창백하고 손발이 차며 맥은 沈細했다. 혈압 102/70mmHg. 복력은 약하고 진수음이 들렸다. 처방은 영감강미신하인탕 가부자로 선택했다. 1주 후 내원해서는 드라마틱한 효과가 있었다고 했다. 병명이 무엇이든 한방약은 증이 맞으면 좋은 효과를 내는 것이다.

보험진료를 하는 경우, 대부분 병명진단에 근거하여 처방을 결정하곤 한다. 알레르기비염이나 콧물재채기형 천식에는 소청룡탕이 좋다든가 하는 방식이다.

한방을 전문으로 하는 입장에서 보면 알레르기비염의 모든 증례가 소청룡탕만으로 조절되는 것은 아니며, 또한 소청룡탕은 알레르기비염이나 콧물재채기형 천식에만 사용할 수 있는 처방도 아니다.

규슈 오이타에 있는 필자의 의원에서 과거 20년간 삼나무 꽃가루알레르기에 한방 위주의 치료를 하여 좋은 효과를 거둔 증례 중 소청룡탕증에 해당했던 것은 60% 정도뿐이다. 다른 처방의 사용내역을 살펴보면 월비가출탕 5%, 갈근탕·갈근탕 가 천궁신이·갈근가출부탕군은 20%, 마황부자세신탕과 영감강미신하인탕군은 20%이다. 특히 裏寒이 심한 증례에는 부자를 가미하거나, 진무탕을 기본 처방으로 사용했던 경우도 몇 퍼센트 있다. 가을의 삼나무 꽃가루알레르기에는 맥문동탕이나 육미환, 여성에게는 滋陰至寶湯을 사용한 경우도 있다. 이것은 가미소요산 타입이다. 일본열도는 북쪽에서 남쪽까지 매우 길게 뻗어 있기 때문에 지방에 따라 처방내용도 당연히 다를 수 있다고 생각한다.

소청룡탕의 적응증을 살펴보면 《傷寒論》적인 사용법 이외에도 《金匱要略》의 〈痰飮咳嗽病脈證倂治篇〉에 '病溢飮者當發其汗', '逆倚息不得臥'와 〈婦人雜病篇〉에 '婦人吐涎沫' 같은 경우에도 사용할 수 있는 대단히 응용범위가 넓은 처방이다. 현대사회의 한방진료 시에는 서양의학적 병명은 당연히 참고로 하며 동시에 한방의학적 진단을 병행하여 처방을 결정해야 한다.

열증상—虛熱에 주의하자

열증상(예를 들면 얼굴이 붉게 상기되는 경우, 손발이 화끈거려 겨울에도 이불 밖으로 내고자 하는 경우, 초조해하며 쉽게 흥분하는 경우 등)을 호소하는 환자를 만나면 일단 바로 陽證用 청열제(황련해독탕·삼황사심탕·석고제 등)를 처방하고 싶어진다. 이러한 방식은 환자가 젊은 사람이라면 그다지 문제가 되지 않지만, 고령자에게는 주의가 필요하다. 고령자는 陰分·血·津液·腎精이 결핍되어 虛熱症狀이 열증상으로 보이는 경우가 있기 때문이다. 육미환료나 사물탕 혹은 생맥산을 기본으로 하면서 청열제를 소량 얹어 처방하면 부작용도 없이 드라마틱하게 개선되는 것을 종종 경험하곤 한다.

와다 도카쿠(和田東郭)는 에도중기부터 후기까지 교토에서 활약한 절충파 한방 명의인데, 후세파 의학을 도다 교쿠잔(戶田旭山)에게, 고방파 의학을 만년의 요시마스 토도(吉益東洞)에게 사사하였다. 그의 저서인 《蕉窓雜話》 2편 冒頭에 "오래도록 가문 날이 지속되다 보면 사람들이 肝膽氣鬱하여 간질환을 앓는 것이 국내에서 일반적인 현상이다"라고 하여 현대와 동일하게 스트레스로 인한 情動性 질환이 증가했음을 기록했다. 이러한 "肝經의 질환에는 크게 세 종류가 있다"라고 하며, 단일요인이 아니라 "思慮過多로 결정을 내리지 못해 肝氣가 억울되어 생기는 것", "腎의 원기가 손상되어 肝火가 聳動하는 경우", 그리고 필자가 조금 전 언급한 腎精이 허함에 따라 상대적으로 肝氣가 항진되어 발생하는 경우가 있음을 설명했다. 바로 이 제3의 케이스가 "先天의 문제로 간독이 盛한 것"이다.

인생은 좀처럼 생각대로 되는 것이 아니다. 脾나 腎이 허한 사람이 "높고 먼

곳을 바라나 원하는 대로 되지 않고, 혹은 사려과다로 결단능력을 잃거나, 혹은 처음에는 부귀하였으나 후에 가난하고 미천해지거나, 또는 모든 불행을 맞닥뜨려 실의에 빠지는 일에 맞부딪힐 수 있다. 이렇게 되면 간기가 날로 屈曲하여 능히 뻗어나가지 못하게 되어" 차츰차츰 "가슴이 답답하고 걱정하는 일이 늘어" 간울상태가 된다. 특히 "腎元이 불충분한" 사람은 "실의나 억울한 일이 없으면서도", "간기가 용솟음칠 때가 있다." 이것은 "명문의 화가 항진되어" 생긴다고 명쾌히 해설하고 있다. 중의학에서 말하는 "肝腎陰虛에 의한 肝陽上亢"이 바로 이것을 말하는 것이다.

전통일본한방의학을 전문으로 하는 사람이더라도 어느 정도의 '五臟六腑論' 관련 지식이 필요하다는 것을 와다 도카쿠는 지적하고 있다.

裏寒의 치료

한방 전문을 표방하다 보면 서양의학의 전문과 분류상 모든 과에 해당하는 환자가 내원한다. 한방의학으로 충분히 대응 가능한 경우가 의외로 많다. 여기서는 그런 증례를 소개하겠다.

증례1 아랫배에서 고관절에 걸친 화끈거림

【환자】 74세 여성

【주증상】 최근 2개월간 아랫배에서 고관절에 걸쳐 화끈거리는 열감이 있다

【현병력①】 X년 6월부터 기침을 동반한 감기가 반복되어 한방치료를 원해 2~3회 내원했다. 치료하면서 증상은 경감되었으나, 9월 말 위궤양으로 근처 의원에 입원한 후, 기침이 빈발하며 지속되었다. 3개월만인 11월 11일 다시 내원했다. 흉부 X-ray 사진상 우측 폐상부에 폐렴 양상의 음영이 보여 큰 병원 호흡기내과 진료를 받도록 소개했다. 그 결과, 비결핵성 항산균증으로 진단받고 경과 관찰하게 되었다. 본원에서는 때때로 감기 유사 증상이 있을 때 대증치료를 하고 있었다.

【현병력②】 X+7년 11월 10일, "최근 2개월 동안 아랫배에서 고관절에 걸친 화끈거리는 열감이 지속되며 아침에는 휘청거린다. 대변이 시원하게 나오지 않는다"라며 내원했다.

【한방진찰】 키 137.2cm, 몸무게 36.9kg. 체온36.5. 혈압 124/80mmHg. 맥은 沈細. 舌診상 약간 紅舌, 胖, 微白乾苔. 수지냉증은 없었다. 복진상 복력은 약하고 心下痞硬, 배꼽 주위의 복직근攣急, 하복부 타진 시 鼓音, 少腹不仁이 확인되었다.

【치료경과】 본래 냉증이 있으면 허증이라는 점, 복진상 특히 心下를 깊게 누르면 냉증이 있었던 것으로 보아 이 병태를 眞寒假熱로 진단하였다. 진무탕 엑스제 7.5g에 홍삼末 1.5g을 가미하여 3회로 나누어 복용하도록 했다.

2주 후 내원하여 복용 후 증상이 바로 완화되어 매우 몸 상태가 좋다고 했다. 그런데 2~3일 전부터 등이 오싹하였다고 하며, 맥은 浮弱하여 계지탕 엑스제를 처방했다. 그날로 이 증상도 좋아졌다고 한다.

【코멘트】 이와 같은 진한가열 병태를 서양의학에서는 무엇이라 진단하고 대응할까? 寒이 裏에 있으면 다양한 標證이 나타나는 경우가 있다. 그 표증에 현혹되지 않고 치료하는 것이 根治療法이라는 것은 누구나 알고 있는 것이지만 이를 실제로 진단하는 것은 의외로 어렵다.

증례2 心下를 찌르는 듯한 통증

【환자】 37세 여성

【주증상】 명치에서 가슴 한가운데에까지 걸쳐 나타난 찌르는 듯한 통증

【현병력①】 X-1년 1월, 허리를 삐끗하여 내원했다. 그때는 《萬病回春》〈腰痛門〉에 있는 "調榮活絡湯. 힘을 잃고 허리를 삐끗하거나 跌撲瘀血凝滯하여 대변이 잘 나오지 않을 정도가 되며 허리가 아픈 자를 치료한다"라고 기술되어 있는 조영활락탕을 탕약으로 1주분 처방하여 개선되었다.

이후에는 3개월에 1번 정도로 심해지는 요통에 대한 한방치료를 받고자 내원하고 있었다.

【현병력②】 X년 12월 3일, 새벽 4시경에 갑자기 명치부터 가슴 한가운데 심장 주변을 창으로 찌르는 듯한 통증이 주기적으로 발생하여 아침에 가장 먼저 내원했다.

【한방진찰】 키 159cm, 몸무게 65kg. 체온 36.5도. 혈압 114/70mmHg. 물살형 비만. 맥은 沈弦細. 舌診상 偏淡·胖·微白苔. 문제는 복진이었는데, 개구리 배 모양에 복력은 약간 약하였으나 心下痞硬이 있었고 같은 부위를 누르면 차며 또한 그 바로 반대쪽 등 부위에 손바닥 크기의 냉증이 확인되었다.

【치료경과】 즉시 심전도를 시행했지만, 이상소견이 없어 허혈심질환은 아닌 것으로 판단했다. 그래서 《金匱要略》〈胸痺心痛短氣病篇〉의 "胸痺로 心中痞하고 흉부에 기가 머물며 응결되어 脇下에서 心으로 거꾸로 찌르는 증상은 枳實薤白桂枝湯을 첫 번째 주자로 한다. 인삼탕으로 주치한다[胸痺心中痞 留氣結

在胸 胸滿 脇下逆搶心 枳實薤白桂枝湯主之 人蔘湯亦主之]"를 참고로 하여 심하비경과 심하 전후의 냉증 소견에 인삼탕 가 부자를 엑스제로 처방했다.

X+1년 3월 오랜만에 내원했다. 지난번 치료의 결과를 묻자 "1포 복용만에 증상이 가벼워졌고 2포 만에 전부 통증이 없어졌다"라고 했다.

이번에는 매일 과일을 먹던 중 전날 밤 아이스크림을 먹은 뒤, 다시 밤중에 명치에서 가슴까지 위로 찌르는 듯한 통증이 나타났다고 했다. 복진상 심하비경이 있고 같은 부위와 그 바로 뒤쪽 요부에 냉증이 있어서 같은 약을 처방하니, 3일 후 드라마틱한 효과가 있었다고 했다.

【코멘트】 裏寒의 전형적 증례이다. 본래 脾胃虛를 배경으로 가지고 있는 냉증 환자가 찬 것을 먹고 이런 증상이 생기는 경우가 많다. 아이스커피나 아이스크림, 빙수 등을 더운 여름이면 자주 먹게 되는데, 몸을 차게 하는 작용이 있다. 이외 감·배·메론 같은 과일도 비슷한 작용이 있으므로 되도록 피하는 편이 좋겠다.

증례3 위통·식욕부진·변비·빈뇨

【환자】 44세 여성

【주증상】 위통·식욕부진·변비·빈뇨

【현병력】 내원 20일 전 결혼했다. 이후 남편 사정으로 생활리듬이 야행성으로 변하여 늦은 시간에 저녁을 먹게 되었다. 이러한 습관으로 윗배가 차갑게 느껴지며 식욕이 떨어지고 변비 경향이 생겼고, 이와 함께 입이 건조해졌다. 빈뇨이면서 1회당 소변량도 많다며 12월 4일 내원했다.

【한방진찰】 키 155cm, 몸무게 59kg. 혈압 132/84mmHg. 맥은 沈細. 설은 淡紅, 胖, 微白苔. 복진상 개구리 배 모양이며 복력은 약간 약하고 명확한 心下痞硬이 있었으며 누르면 차갑게 느껴졌다.

【치료경과】 胃寒으로 보아 인삼탕 엑스제 7.5g을 3회로 나누어 복용하게 처방했고, 변비에 대해 계지가작약탕 합 대건중탕을 엑스제로 각각 2.5g씩 취침 전에 복용하도록 했다.

2주 후 내원. "속은 아직 약간 상태가 좋지 않다. 대변은 나오는데 아직 빈뇨와 소변량 증가에는 변함이 없다. 입마름도 있다"라고 했다. 그래서 裏寒 해소에는 인삼탕만으로는 역부족이라 판단하여 부자末 1.5g을 추가했다.

3주 후 내원했다. '인삼탕 가 부자로 몸이 따뜻해지고 속이 아주 좋아져 식욕도 생겨 먹는 것이 즐거워졌다. 빈뇨도 사라졌다. 엄동설한이지만 수족냉증을 더 이상 느끼지 않게 되었다'라고 했다. 복진상 心下痞硬과 心下의 냉증도 사라졌다.

그 후 같은 처방을 계속 복용하다가 X+1년 3월 15일, 월경 중 등에 오싹오싹 한기가 들고 콧물이 나며 머리가 아프다고 내원했다. 월경 중 감기 유사 증상이므로 《傷寒論》의 소시호탕증을 감별해야 했으나 약간 自汗이 있고 맥은 浮弱하며 등에 惡風·鼻鳴·두통이 있었기 때문에 계지탕 엑스제를 처방했다.

4일 후 내원하여 오히려 증상이 악화되어 喘鳴이 생겼다고 했다. 역시 시호증인가 반성하며 시박탕 엑스제를 처방했다. 4일 후 깨끗이 나았다.

【코멘트】 한방이 좋은 점은 水滯·瘀血·冷症 등에 대해 서양의학에는 없는 치료수단(침과 뜸을 포함하여)이 준비되어 있다는 것이다. 특히 기존 서양의학 치료로 좋아지지 않는 경우, 오히려 한방의학적 사고로 접근하면 좀더 좋은 결과를 얻을 수 있다.

併病에 대해

하라 난요의 '기이한 경험'

먼저 선현의 증례를 소개하겠다.

하라 난요(原南陽)의 《叢桂亭醫事小言》 '傷寒'에서 원문을 인용할 예정이었으나 번거로울 것 같아서 마쓰다 구니오(松田邦夫) 선생의 해설 부분을 살펴보겠다.

傷寒 항목에서 '자신이 오진·오치해서 죽음에 이르게 한 증례에 대하여 깊이 반성했다'는 부분이다. "한 부유한 상인의 아내가 역병에 걸려 여러 치료법을 사용했으나 수수방관한 채 도망치자 그날 밤에 죽게 되었다. 한 선비의 역병도 같은 양상으로 진행되었다. '이 두 사람의 죽음에 변명의 여지가 없어 아침저녁으로 밥도 먹지 못하고' 매일 칩거하며"라고 한탄했다. 여기서부터가 하라 난요(原南陽)가 남들과 다른 점이다. 그는 왜 그런 결과에 이르렀는지 끝까지 밝히려고 노력하여 "때마침 책을 읽던 중 '잘 생각해보면 완전히 陽證처럼 보이는 陰證도 있다'는 것을 깨달았다"라고 했다. 과연 '하라 난요구나!'라고 할 만하다.

"'마침 그때 한 선비가 역병을 앓았다. 煩燥 純熱하며 煩渴한 것으로 보아 당연히 承氣湯證'이라고 생각했으나 '머리맡에 잠시 앉아 진찰해보니, 잠깐만 손을 밖으로 내놓아도 바로 한밤중인 것처럼 惡風하는 것 같은 모습을 보였다. 발가락을 보니 약간 냉한 것처럼 보였다.' 그래서 시호탕에 복령사역탕을 합방하여 투여하자 그토록 위중하였던 증상이 눈에 띄게 좋아져 보름 뒤 회복했다"라고 적었다.

내 사견이지만, 이 환자가 眞寒假熱 상태였다면 복령사역탕만으로 좋아졌을 것이다. 하지만 疫이 병의 본태이므로 少陽과의 併病으로 판단하여 시호탕을 합방하여 고친 것이 아닐까 싶다.

여기서 난요가 말하고자 한 것은 '承氣'증으로 보기에 의심의 여지가 없을 때, 附子證으로 찾아내 사용한 특이한 경험으로, 우리 임상에 매우 도움이 되는 코멘트이다.

그렇다면 딱 보기에 陽證으로 생각될 때, 어떤 소견이나 증상이 있으면 寒症에 해당하는 부자증을 의심할 수 있을까?

이 증례의 포인트를 찾아보자면 '역병을 앓았다'이다. 그 증상이 "양측 耳聾·번조·純熱하며 갈증이 심한 것"이므로 少陽~陽明證처럼 보이며, 거기에 "舌上에 黃苔가 있고……번조하며……말을 제대로 하지 못하고 섬망이 있으며", "앞니에 때가 앉았고 말랐으며 검"었기 때문에 분명 승기탕을 처방하고 싶어진다. 한편으로는 "뜨거운 물을 좋아한다", "맥이 細數하며 힘이 없다", "대변은 이틀에 한 번 滑便으로 나왔다", "머리맡에 잠시 앉아 진찰해보니 잠깐 손을 밖으로 내놓자 즉시 마치 밤중이라는 듯 惡風과 유사한 모습을 보였다", "발을 보니 약간 냉하게 보였다"와 같은 증상은 도저히 陽病으로 판단할 수 없는 특징이다.

이 상황을 후지하라 겐(藤平 健) 선생의 방식으로 말하자면 少陽病과 少陰~厥陰併病으로 진단했던 것 같다. 결과적으로 시호탕에 복령사역탕을 합방하여 처방하자 좋은 효과가 있었다고 했다.

이 경험을 계기로 난요는 "부자를 사용하는 버릇이 생겨 여러 처방을 사용했"지만 결국 이 "시호 합 복령사역탕 증례의 경험만 못했다"라고 기술했다. 자, 지금부터가 난요의 훌륭함을 보여주는 이야기인데, 이를 "문하생들에게도 모두 가르쳐 각자의 기이한 경험을 모았다. 그리고 역(疫)을 치료하다 뭔가 잘 풀리지 않을 때, 이 처방의 증이라고 말하기에 이르렀다." 또한 적응증을 좀더 넓혀 "노학(老瘧) 혹은 오래된 설사에도 사용하여 기이한 경험을 얻었다"라고 했다. "최근에는 이 처방을 시호사역탕이라 이름 붙여 상용하고 있다."

후지하라 겐(藤平 健) 선생의 併病이론

《傷寒論》에 併病과 합병에 대한 내용이 있기는 하나 구체적으로 어떤 상황을 말하는지에 대해 과거 여러 훌륭한 선생들이 다양한 설을 제기했다. 그중에서도 나는 후지하라 겐 선생의 해설이 가장 타당하다고 생각한다. 구체적인 내용은 《한방임상노트 論考篇》에 '併病과 합병의 차이에 대하여'라는 내용이 있다. 대략적인 내용은 다음과 같다.

"합병이란 어디까지나 한 가지 처방이 주된 역할을 하는 상태이나 이따금 그 세력이 넘쳐 다른 병위(病位)까지 일부 증상이 파급되거나 병세의 진행이 너무 빨라 재빠르게 통과한 다른 병위에 아직 일부 증상이 남아 있는 경우 등이다. 이 경우 한 가지 처방만으로 충분하다. 이에 반해 併病이란 두 가지 처방의 병증이 병존하는 것이다. 단지 병존하기만 하는 것이 아니라, 2가지 처방 병증이 어느 정도 상관관계가 있는 상태이다. 치료는 先表後裏, 先外後內, 先急後緩, 합방 등 일정한 법칙에 따라 진행하게 된다."

정말 알기 쉽게 설명하지 않았는가! 이 내용을 이해하기 위한 배경지식은 바로 表裏內外 개념의 정의이다. 여기서는 併病 관련 증례를 보고하겠다.

증례1 복만·하복통·변비에 解急蜀椒湯과 烏苓通氣湯

【환자】 51세 여성

【주증상】 조금만 먹어도 복만과 쥐어짜는 듯한 하복통, 완고한 변비

【과거력】 26세 때 제왕절개

【현병력】 X−10년부터 가정사가 바빠지며 외출할 일도 많아졌고 더운 날씨에 작업해야 하는 일도 생겼다. 식욕이 떨어지고 조금만 먹어도 복만이 심해지며 특히 아랫배가 쥐어짜듯 아파 점점 야위었다. 그러던 중 여러 곳에서 검사받고 산더미만큼의 약을 처방받았으나 하나도 효과가 없어 조금 억울한 기분이 들었다. 서양의학 치료에 절망하던 중, 지인의 권유로 한방에 기대를 걸고 X년 6월 본원에 내원했다.

【한방진찰】 키 152cm, 몸무게 38kg. 혈압 104/78mmHg. 안색은 청백하고 피부색은 누렇게 뜬 경향이었으며 눈에 힘이 없었다. 정말이지 괴로워 보였다. 맥은 沈細. 舌診상 偏淡·微胖·微白苔. 복력은 약하고 배꼽을 중심으로 약간 팽만했으며 하복부에 압통이 있었다.

【치료경과】 寒疝으로 생각하여 烏苓通氣湯 적응증인가 잠시 고민했지만 결국 해급촉초탕(촉초 2g, 감초·포부자 각 1.5g, 건강·인삼·대조 각 3g, 반하 5g, 갱미 8g, 교이 10g)을 탕약으로 처방했다. 1주 후 내원했을 때, "아랫배 통증이 신기할 정도로 사라졌다. 복부팽만감은 남아 있다"라고 했다.

다시 2주 후 "아랫배 통증은 완전히 없어졌다. 산화마그네슘을 복용하지 않아도 대변이 잘 나온다. 식후 복통도 없다. 다만 윗배부터 배꼽 주변의 복부팽만감은 아직도 잡히지 않았다"라고 하여 전 처방에 목향 1.5g을 가미했다. 하지만 "조금은 좋아진 것 같기는 하지만 아직 조금 부족하다"라고 했다. 다시 빈랑자 1.5g을 추가하자, 여름 더위에 지치고 배변이상도 생겼고 하복부 불쾌감이 재발했다. 그래서 오령통기탕과 해급촉초탕을 각각 격일로 복용하게 했다.

이후 경과는 매우 순조로워 복부 증상은 완전히 사라졌으며, 기력도 생겨 외출이나 여행도 편하게 할 수 있게 되었다.

【코멘트】 오령통기산(탕)은 《萬病回春》〈癲疝門〉에 나오는 처방으로 "모든 疝氣를 치료한다. 遠近寒熱風濕寒氣를 불문하고 사용할 수 있다"라고 적응증이 기술되어 있다. 구성약재는 오약·당귀·향부자·산사자·진피·복령·백출·빈랑자·현호·택사·목향·생강·감초이다. 아사다 소하쿠(淺田宗伯)는 '이 처방은 후세방 중 疝의 套劑로 사용되는데 疏氣利水가 주요 방의이며, 모든 寒疝, 溫散和中하는 처방이 효과가 없는 경우에 通氣를 목적으로 사용하면 매우 좋다'라고 언급했다(《勿誤藥室方函口訣》). 즉 《金匱要略》〈복만·한산·숙식병편〉에 수록된 처방이 효과가 없을 때, 두 번째와 세 번째 방안으로 선택하는 처방이다.

이 증례에 해급촉초탕과 오령통기탕을 격일로 사용한 것은 이 증례가 두 처방의 적응증을 모두 가진 併病으로 판단했기 때문이다. 이후 오령통기탕만 계속 복용하게 하자 효과가 두 처방을 격일로 썼을 때보다 떨어졌다. 이것을 보아도 역시 併病이었음을 다시금 확신할 수 있었다.

오령통기탕에 대해서는 이나모토 요시토(稻本善人)의 《각과의 서양의학적 난치례에 대한 한방치료 시도》에 상세히 설명되어 있다.

나는 시도해보지 않았지만, 이 증례에 두 처방을 합방하여 사용했다면 결과가 어땠을까 하는 생각이 든다. 《傷寒論》 처방 중에는 시호계지탕 등이 이러한 併病 증례에 사용된다.

증례2 어지럼·휘청거림에 오약순기산과 變製心氣飮

【환자】75세 여성

【주증상】어지럼·휘청거림

【과거력】56세 때 폐암으로 우측 폐 일부를 절제

【현병력】X−3년 3월 말, 왼쪽 눈 망막박리수술을 받았다. 퇴원 다음 날 오른쪽 귀의 통증, 지속되는 심한 우측 편두통이 생겼으며 5월에는 우측 안면신경마비가 발생하여 대형병원 신경과에서 진료받았다. 당시 헤르페스성으로 진단받고 2개월간 입원했다. 마비증상은 치료되었지만 하지 근력저하가 심해졌고, 보행장애가 발생하여 근처 병원에서 재활치료를 9개월간 받았으나, 보행 시 휘청거림·기립성 어지럼증·우측 이명·난청이 이어졌다. 이비인후과 치료만으로는 호전경향이 없어 한방치료를 위해 X년 9월 본원에 내원했다.

【한방진찰】키 152.7cm, 몸무게 57kg. 혈압 130/80mmHg. 맥은 沈弦. 우측 가슴에 수술흔(+). 설진 결과, 淡紅·胖·微白苔. 복진상 복력은 중등도였으며 心下痞硬과 少腹不仁·臍上悸가 나타났다.

【치료경과】이 증례는《金匱要略》을 바탕으로 생각해보면 '中風'의 일종으로 생각할 수 있으나, 거기에 소개되어 있는 어떤 처방도 딱 들어맞는 것이 없었기 때문에 최종적으로 오약순기산을 탕약으로 처방했다. 오약순기산은《和劑局方》1권 '諸風附脚氣'에 수록된 처방이다. 조문 중 "……頭目旋眩……, 脚氣, 보행이 어렵고 脚膝軟弱……"을 참고하여 사용했다.

치료결과는 탁월하여 복용 시작 2주 동안 심한 어지럼이 단 한 번밖에 발생하지 않았다. 자연스럽게 걸을 수 있게 되었다고 했다. 이후 어지럼이나 휘청거림은 순조로운 경과를 보였다.

그러던 중 X+2년 교외로 1주간 여행으로 다녀온 뒤, 장시간 걸은 탓인지 가슴이 조이듯 아프고 조금만 움직여도 숨이 차다고 했다. 흉부 X−ray와 심전도에서는 심부전이나 허혈변화가 확인되지 않았으므로 탕약 변제심기음을 처방했고, 오약순기탕은 중지했다.

2주 후 "가슴통증과 숨이 찬 증상은 거의 좋아졌다"라고 하여 당분간 계속 복용하게 했다. 그러던 중 X+4년 1월 넘어져 우측 안면부에 타박상을 입고 다시

어지럼·휘청거림·하지위약감이 재발했다. 이것을 併病으로 생각하여 3월 X일부터 두 처방을 격일로 복용하도록 처방하자 모두 좋아졌다.

【코멘트】 여기서 나온 변제심기음은 일본경험방으로 아사다 소하쿠(淺田宗伯)는 《勿誤藥室方函口訣》에서 "이 처방은 《寶慶集》 분심기음의 변방인데……水鬱이라고 부르는 상황이 이 처방 사용의 목적으로……"라고 서술했다. 이 내용이 변제심기음을 사용하는 데 참고가 된다. 나는 방기황기탕이나 오령산을 쓰고 싶은 유형의 심부전 유사 증상에 누차 좋은 효과를 얻고 있다. '水鬱'이 사용의 포인트이다.

*

위 두 증례를 併病의 대표례로 보기는 약간 어려울지 모르겠다. 양해를 바란다.

격일투여는 두 처방이 겹쳐 투약되지 않게 하루 한 가지씩 복용하는 것이다. 예를 들면 A약을 홀수일, B약을 짝수일에 복용하는 것이다.

'겉證'과 '속證'

아사다 소하쿠(淺田宗伯)의 '속證'

각 처방의 證에는 겉증뿐 아니라 속증도 있다.

겉증은 오다이 요도(尾台榕堂)의 《類聚方廣義》 처방해설 첫 부분에 나오는 요시마스 토도(吉益東洞)의 《方極》 내용이다.[10] 계지탕을 예로 들면 '上衝, 두통, 발열, 汗出하며 惡風하고 복부拘攣하는 자를 치료한다'라고 한 것이 겉증이다. 이 책의 頭註와 《井觀醫言》을 살펴보면 오다이 요도(尾台榕堂)는 각종 처방의 증을 겉증으로밖에 쓰지 않은 것으로 보인다.

반면, 아사다 소하쿠(淺田宗伯)는 어떤 처방을 예로 들더라도 실제 활용범위가 넓다. 속증을 잘 파악하고 있었던 것으로 생각된다.

그렇다면 도대체 속증이란 무엇일까? 바로 겉증만으로는 상상도 할 수 없을 것 같은 처방의 응용적 사용법과 적용이다.

아사다 소하쿠(淺田宗伯)의 속증을 이용한 치료의 예시로 《勿誤藥室方函口訣》에서 몇 가지를 인용해보겠다.

당귀작약산은 엑스제가 있어 사용할 기회가 많은 처방인데, 《金匱要略》 원문에는 '임신 중 복통', '여성의 腹中諸疾痛' 같은 상황에 사용하도록 되어 있다. 이것이 전부라고 생각하면 복통만이 적응증 같아 보인다. 하지만 아사다 소하쿠의 《勿誤藥室方函口訣》에는 그 외에 "《三因方》에 말하길……, 산후 血暈……, 오래된 설사를 치료한다. ……눈을 밝게 하며……" 등과 같이 기술되어 있다. 그 중에서도 특히 참고가 되는 것은 "子嗽하는 자는……. 당귀작약산을 사용하는 것이 좋다(先哲醫話, 台州)"이다. 이 내용을 참고하여 임신 중 기침이 심할 때 자주 사용하는 맥문동탕이 효과가 없을 때 당귀작약산을 처방하여 좋은 효과를 얻는 경우가 자주 있다. 무엇보다도 이 처방의 구성약재 중 하나인 당귀는 《神農

10 藤平 健 저. 類聚方廣義解說. 創元社. 1999에서 인용.

本草經》에 "咳逆上氣를 치료한다"라고 적혀 있으며, 지해제로 유명한 蘇子降氣湯이나 百合固金湯, 엑스제가 있는 청폐탕에도 함유되어 있으므로 당귀작약산이 水鬱에 효과가 있는 것은 어느 정도 이해가 된다.

가미귀비탕의 '속증'

스트레스 사회이기 때문인지 최근 마음이 아픈 사람이 늘고 있다. 이 탓인지 귀비탕을 사용할 기회가 늘고 있다. 가미귀비탕과 함께 의료용 엑스제가 있으므로 쓰기도 편하다.

원전은 宋代의 엄용화(嚴用和)가 편찬한 《嚴氏濟生方》이다. 《萬病回春解說》 '健忘門'에 수록된 "귀비탕은 脾經, 血을 잃어 잠을 잘 자지 못하니 發熱, 盜汗하며 혹은 思慮로 脾를 상하여 혈을 제대로 統攝하지 못하니 妄行하게 되고, 혹은 健忘, 怔忡, 驚悸하며 잠을 자지 못하고 혹은 心脾를 상하여 아프고 눕고 싶어 하며 잘 먹지 못하고 혹은 근심걱정으로 脾를 상하여……"는 겉증으로 볼 수 있는 적응증이다.

그렇다면 속증은 어떤 것일까? 마쓰다 구니오(松田邦夫) 선생의 《萬病回春解說》에서 〈婦人諸病門〉에 나와 있는 내용이 참고가 된다. "부인이 평소 鬱悶하고 음부 속이 아프고 가려우며 때를 가리지 않고 분비물이 나오며 식욕이 줄고 肢體倦怠할 때, 귀비탕을 쓰되 목단피, 산치자, 작약, 시호, 생감초를 가한다."

증례1 음부통증과 가려움

【환자】 60세 여성

【주증상】 음부·항문주위의 얼얼한 느낌

【과거력】 20세 충수절제술, 과거 3회 대장용종제거술(내시경으로 시행)

【현병력】 X−1년 11월, 이렇다 할 원인이 없이 양측 외이도 내의 가려움이 발생했지만 방치했다.

같은 해 12월, 갑자기 음부가 가려워졌는데 며칠이 지나도 전혀 개선이 없어 집 근처 산부인과에 방문했으나 세균이나 진균류는 발견되지 않았고, 처방받은 약과 연고도 전혀 효과가 없었다. X년 2월, 집 근처 피부과에 방문하여 여러 치료를 받았지만, 오히려 통증과 가려움 부위가 넓어져 지인의 권유로 6월에 본원에 내원했다.

【한방진찰】 키 157cm, 몸무게 58kg. 혈압 146/92mmHg. 약간 괴로운 듯한 모습. 舌診상 淡紅, 胖, 齒痕, 微白滑苔. 맥은 沈細. 손바닥에서 땀이 났다. 복진상 복력은 약간 약하고 우측에 가벼운 胸脇苦滿, 心下痞硬, 臍傍~上悸, 우하복부에 瘀血로 생각되는 압통이 확인되었다.

【치료경과】 성격과 복증(腹證)을 보아서는 가미소요산증으로 생각되었다. 왜냐하면 《萬病回春》 '婦人虛勞門'에 그 적응증이 "……혹은 小腹重墜하고 水道澀痛 혹은 腫痛하여……"라고 되어 있기 때문이다. 그러나 국소 증상이 몹시 끈질기고 경과도 긴 것을 참고하여 생식기 쪽으로 특이적인 효과가 있는 처방인 용담사간탕을 저녁식사 후에, 또한 건조감도 있는 것으로 보아 온경탕을 아침 식사 전에, 그리고 뚜렷한 치질이나 변비도 없지만 항문주변의 염증을 제거할 목적으로 을자탕을 취침 전에 각각 엑스제로 복용하도록 했다.

2주 후 신기하게도 귓속 가려움은 사라졌다. 그러나 음부증상은 전혀 변화가 없다고 했다. 역시 그 배경에 가미소요산증이 있다고 판단하여 투여하자 조금은 좋은 것 같다고 했다.

이때 이전에 귀비탕(가미귀비탕도 포함)을 공부할 때 보았던 가즈키 규산(香月牛山)의 《牛山方考》 중 '귀비탕' 관련 코멘트에 "부인이 시어머니 마음에 들지 못하고 남편의 총애도 받지 못해 思念을 다하지 못하고 질투하여 화를 잘 내는 경우, 脾心 이 두 臟이 虛鬱하여……, 陰門이 아프거나 혹은 가렵거나 혹은 열이 나고 혹은 냄새가 나거나 혹은 붓고 아프며……", "부인의 모든 음문병에 사용하여 매우 좋은 효과를 얻었다……"라는 내용이 생각났다. 특히 시호·산치자, 경우에 따라서는 목단피를 가미하면 그 효과가 더욱 증강되는 경우도 있다. 초진으로부터 1개월 뒤, 7월에 가미귀비탕 엑스제만을 7.5g/일, 3회 분복으로 처방했다.

2주 후 내원했을 때, 효과는 드라마틱했고 국소의 불쾌한 증상은 초진 시의 약 30% 정도가 되었으며, 이후 날이 거듭할수록 증상이 경감된다고 하였다.

【코멘트】 솔직히 가미귀비탕의 효과에 깜짝 놀랐다. 나는 이전에 50세 정도의

불감증 여성에게 온경탕을 처방하여 좋은 효과를 얻어 부부 모두가 큰 감사를 표한 적이 있다. 이때는 口脣이 건조하면 하복부 냉증이 있어도 음문도 건조할 가능성이 있다고 추정하여 온경탕을 사용했었다.

야카즈 도메이(矢數道明) 선생이 《한방과 한약》(6권 10호)에 발표한 "口乾, 음문이 뜨겁다고 느끼는 것을 사지번열 중 한 표현으로 보아 온경탕으로 좋은 효과를 얻었던" 증례를 참고로 했던 것이다.

이처럼 온경탕을 생식기 방면으로 응용하는 것은 어느 정도 상상이 되지만, (가미)귀비탕은 이런 내용을 모르면 떠올릴 수 없다.

'속증' 치험례

일상적인 한방치료를 할 때는 《傷寒論》·《金匱要略》 처방의 主證을 확실히 마스터하여 활용해야 한다는 것은 굳이 이야기할 필요도 없지만, 때로는 이것만으로 좋아지지 않는 상황에 직면할 때가 있다. 물론 내 능력 부족이 원인이겠지만, 어쨌든 그런 경우에는 과거의 치험례를 두루 섭렵하여 문제를 해결할 지혜를 찾아두다 보면 언젠가 반드시 도움이 될 때가 있다.

생각나는 대로 그런 사례를 몇 가지를 소개하겠다.

• 을자탕

미쓰마 다다미치 선생이 "口脣 염증에도 효과가 좋다"고 했는데, 이것을 듣고 바로 응용하였더니 확실히 그대로였다. 입술헤르페스에도 좋다.

• 안중산

제약회사에서 제공하는 엑스제 첨부문서의 적응증에는 하복통이 기재되어 있지 않지만, 《和劑局方》에는 위장약일 뿐 아니라 "또한 부인이 血氣刺痛하여 아랫배부터 허리까지 攻疰重痛하는 것을 치료한다"라고 하였다. 이를 응용하여 당귀건중탕으로 효과를 보지 못한 여성의 하복통에 사용하여 여러 차례 효과를 얻고 있다.

• 팔미지황환

고령 환자에서 기존의 진해제가 효과가 없을 경우 腎性 기침으로 생각하여 처방하면 때로 좋은 효과를 얻을 수 있다.

• 오령산

아사다 소하쿠(淺田宗伯)는 "또한 疝症에 烏頭桂枝湯이나 당귀사역탕을 써도 전혀 허리가 펴지지 않고 모든 약이 무효할 때는 오령산 가 회향으로 아주 좋은 효과를 볼 수 있다(《勿誤藥室方函口訣》)"라고 기술했다. 엑스제를 사용할 때, 회향을 추가하려면 안중산을 합방하면 된다. 어떤 약을 사용해도 좋아지지 않는 요통에 효과가 있으므로 알아두면 좋다.

양약에도 證이 있다

한방약에 증이 있는 것은 당연한데 양약에도 증이 있다. 특히 한열·허실, 그리고 燥濕을 기준으로 적용했던 몇 증례를 소개하겠다. 다만 오래전부터 여기저기서 발표하거나 기고한 내용이기 때문에 "또"라고 생각하는 분도 있을 것 같다. 양해를 바란다.

혈압강하제로 인한 안면홍조

안면홍조를 호소하며 내원하는 환자가 상당히 많다. 원인은 다양하며 《증상에 따른 중의진단과 치료》의 '辨證分型'에 따르면 ①外感風熱, ②陽明熱盛, ③熱入營血, ④陰虛內熱, ⑤虛陽浮越이 원인에 해당한다.

이는 모두 양약을 전혀 복용하지 않고 있다는 것이 전제인 것으로 약 부작용 중 하나로 안면홍조가 자주 발생한다는 것을 잊어서는 안 될 것이다.

증례1 안면 화끈거림·상열감

【환자】 80세 여성

【주증상】 얼굴이 때때로 새빨개지고 화끈거린다

【현병력】 타 의원에서 10년 이상 혈압강하제를 처방받아 복용하고 있다. 본원에는 '얼굴이 화끈거린다. 상열감이 있다. 주위 사람들이 얼굴이 빨개졌다는 말을 자주 한다. 한방으로 어떻게 해결할 수 없겠는가'라며 내원했다.

【한방진찰】 키 152cm, 몸무게 62kg, 혈압 144/80mmHg. 맥은 沈弦. 복진상 복력 중등도. 舌診상 약간 紅舌·胖·微白苔. 얼굴은 빨갛게 달아올라 있으며, 상열감이 있었다.

【치료경과】 이 환자가 복용 중인 혈압강하제는 혈관확장작용이 강한 칼슘채널 차단제 니솔디핀이었다. 이 약을 가장 먼저 중지했어야 하나, 여러 사정상 도무지 중지할 수가 없다고 하여 황련해독탕 7.5g/일을 3회로 나누어 병용하게 했

다. 그 후 증상이 개선되었고 가슴 답답함과 불안감도 사라져 숙면할 수 있게 되었다.

【코멘트】 이 환자는 본래 더위를 많이 타는 실증 타입이었다. 중의학적으로는 肝腎陰虛에 의한 肝陽上亢에 해당한다. 이러한 타입에게 혈관확장작용이 있는 칼슘채널차단제나 알파차단제 혹은 리마프로스트 알파덱스로 대표되는 프로스타글란딘 제제를 투여했을 때 종종 나타나는 부작용 중 하나가 안면홍조이다.

중지하고 반대 작용기전이 있는 베타차단제를 사용해야 하지만, 중단이 불가능한 경우 변비 경향이 있으면 삼황사심탕을, 없으면 황련해독탕을 병용하면 좋다. 다만 중장년 여성에서 갱년기장애가 배경에 있을 때는 女神散이나 가미소요산이 적합하다. 또한 남성은 간신음허에 의한 경우가 있으므로 육미환을 병용하면 효과적이다.

寒證의 혈압강하요법

다음은 한증이 원인인 경우의 혈압강하요법에 대해서 언급하겠다.

양약치료만 하는 선생님들에게 꼭 이야기하고 싶은 것은 병명이 같더라도 배경에 있는 체질이 더위를 많이 타는 사람과 추위를 많이 타는 사람은 약의 효과는 차치하고라도 부작용이 전혀 다른 양상으로 나타날 수 있다는 것이다.

예를 들면 두통치료를 목적으로 처방한 NSAIDs나 프레가발린 또는 트라마돌·아세트아미노펜 배합제는 한방의학적으로 냉증이나 허증 유형에 해당하는 사람에게는 효과가 있더라도 여러 부작용이 생겨 계속 복용할 수 없게 되는 경우가 적지 않다.

증례2 냉증·무기력

【환자】 74세 여성

【주증상】 몸이 차고 무기력하다, 기력이 없다

【현병력】 X−10년, 활동 중 갑자기 졸음이 오고 잠에 빠진다. 쉽게 피로하고 上熱下寒·頭汗·인후불편감 등이 생겨 한방치료를 받기 위해 내원했다. 脾胃虛에 肝鬱이 더해진 상태로 진단하였고, 당시에는 소량의 가미소요산 합 반하후박

탕 가 인삼을 탕약으로 복용하여 경과가 좋았다.

X−5년, 부정맥이 나타나 근처 순환기내과를 방문했다. “처방받은 약을 복용하면 손발 시림이 더욱 심해진다. 또한 휘청거림과 무기력이 계속되어 보름 정도를 잠만 잤다”며 내원했다. 복용 중인 약을 살펴보니 베타차단제인 비소프로롤 푸마르산염이었다.

【한방진찰】 키 144.2cm, 몸무게 32kg. 혈압 110/78mmHg. 창백하여 그야말로 괴로워 보이는 표정. 맥은 沈微細, 遲. 수족냉증이 뚜렷하고 복력은 약하며 배꼽 위아래에 복직근 拘攣과 복부대동맥 박동이 촉지되었다.

【치료경과】 몸 상태가 좋지 않은 것은 몸을 허하고 차게 하는 방향으로 작용하는 비소프로롤 푸마르산염 때문이라고 설명하고 이를 중지하도록 하며, 당귀작약산 엑스제 5.0g을 2회로 나누어 복용하도록 했다.

2주 후 내원했다. 주치의에게 “비소프로롤 푸마르산염은 몸을 차게 하고 무기력하게 해서 온종일 잠이 오게 하기 때문에 중지하고 싶다”라고 하자 “잠만 자게 되어도 괜찮으니 복용하라”라며 몹시 야단맞았다고 했다.

이후에는 진무탕 가감방을 사용하였으며 과감히 비소프로롤 푸마르산염을 중지하도록 하여 좋아졌다. 다만 주치의에게는 그대로 복용하고 있다고 거짓말하기로 했다.

【코멘트】 냉증이면서 허증인 사람이 몸을 차게 하는 베타차단제를 복용하면 이러한 부작용이 종종 일어난다.

병명에 근거하여 처방한 약이 일상생활에 지장을 초래할 정도로 부작용을 일으킨다면 신속히 중지해야 하지 않을까?

NSAIDs 부작용과 한방약

나는 의학이 발열과 통증을 겪고 있는 환자를 어떻게 빨리 해방시킬지 궁리한 것에서 시작되었을 것이라 추정한다.

그런 점에서 NSAIDs는 발열과 통증을 함께 해소할 수 있으므로 이런 증상을 겪고 있는 사람에게는 마치 복음과도 같은 존재라고 생각할 수 있을 것 같다. 그러나 문제는 모든 상황에 100% 효과를 낼 수 없다는 점이다.

오리베학원의 슈도 다카오 씨와 내가 함께한 검토에 따르면, 일본인에 비교적 많은 유형인 외부에서 寒濕에 침습당하여 아픈 경우와 본래 냉증인 사람이 찬 기운 때문에 통증을 겪는 경우는 NSAIDs가 대체로 효과가 없고 오히려 위장장애나 부종 같은 부작용만 잘 발생한다.

서양의학으로는 효과가 없거나 부작용이 발생한 증례에 어떻게 대처할지 자세한 기록이 없다. 반면, 《傷寒論》은 다양한 誤治 증례를 들어두면서, 그 해결법을 매우 친절하고 구체적으로 기술하고 있다. 이것을 확실히 익혀 두면 서양의학적 치료법으로 발생한 여러 부작용·합병증에도 유용하게 응용해볼 수 있다.

증례1 위통증과 냉증 증례

【환자】 68세 여성

【현병력】 반년 전부터 허리에서 우측 다리까지 통증이 있다. 근처 정형외과에서 요추 4, 5번의 압박골절과 이에 동반된 좌골신경통으로 진단받았다. 견인요법을 받았지만 오히려 악화되었고 처방받은 소염진통제 록소프로펜을 복용하자 "위가 아프고 소변이 잘 나오지 않으며 몸이 붓는다"라고 했다. 그뿐 아니라 "신경통은 조금도 좋아지지 않았다"라고 했다.

【한방진찰】 언뜻 보기에도 창백한 얼굴에 마른 체형이었다. 진찰해보니 맥은 沈細, 손발이 차고 혀는 습윤하며 偏淡, 혈압은 102/76mmHg이었다. 복력은 약하고 복직근은 긴장되어 팽팽했다. 대소변 이상 없음. 통증은 차가우면 특히

심해지고 목욕으로 따뜻하게 하면 편해진다고 했다.

【치료경과】 이러한 경우 한방이 효과적이다. 이 환자는 변비가 없었기 때문에 작약감초탕 합 마황부자세신탕에 가공 부자末을 1.5g 추가하여 처방했다. 효과는 드라마틱하여 2주 후 웃는 얼굴로 "오랜만에 통증에서 해방되었습니다"며 큰 감사의 뜻을 표했다.

【코멘트】 만약 변비가 있었다면 요시마스 난가이(吉益南涯)의 芍甘黃辛附湯, 곧 작약감초탕 합 대황부자탕을 추천할 수 있었을 것이다. 작약감초탕 합 마황부자세신탕은 은사이신 야마다 데루타네 선생에게 배운 처방으로 요통이나 무릎 통증이 동반되었을 때는 여기에 방기·황기·창출을 가미하여 사용한다. 허증에 자주 사용하므로 마황은 양을 줄여 1.0g~2.0g 정도로 사용하는 편이 무난하다.

이 외에 계지부자탕·감초부자탕·부자탕도 제대로 감별하여 사용할 필요가 있다. 당귀 단미의 가미는 물론이며, 저림이 있으면 사물탕 합방을 떠올릴 수 있도록 항상 머리에 넣어 두는 것이 중요하다. 대상포진 후 신경통에 효과를 보이기도 하는 처방이다.

NSAIDs는 한방의학적으로 양증·실증·열증 유형에 맞는 약이며 음증·한증·허증에 해당하는 통증성 질환에는 한방약이 첫 번째 선택이라 해도 과언이 아니다.

증례2 의식장애가 있었던 증례

【환자】 82세 여성

【주증상】 요통·좌골신경통

【현병력】 5개월 전 엉덩방아를 찧은 뒤 요추압박골절이 발생하여 근처 정형외과에서 진료를 받았다. NSAIDs 디클로페낙 좌약을 처방받았으며 코르셋 착용을 하면서 어떻게든 지내왔다. 통증은 거의 소실되었지만, 1개월 전 엉거주춤한 자세로 물건을 들다 순간 다시 뜨끔하고 통증이 발생하여 같은 의원에 방문했다. 신경병 치료제 프레가발린(75mg) 2캡슐을 처방받아 복용하고 나서, 휘청하며 의식을 잃었고 요실금이 발생했다. 재방문하여 이런 이야기를 하자 "그래도 괜찮으니 이 약을 계속 복용하라"는 말을 듣고 한방치료를 희망하여 본원에 내원했다.

【한방진찰】 키 154cm, 몸무게 38kg. 혈압 110/66mmHg. 맥은 沈細. 초췌하

고 눈에 힘이 없다. 舌診상 偏淡, 裂紋. 복력은 약하고 위내정수와 臍上下에서 복부대동맥 박동이 촉지되었다. 손발은 아주 차가웠다.

【치료경과】 소음증으로 생각하여 진무탕 엑스제 7.5g을 3회 분복하도록 처방했다. 1주 후 내원했다. 복용하면서 금세 기력이 나고 휘청거림도 없이 건강하게 지내게 되었다고 한다.

【코멘트】 냉증이면서 水滯가 있는 허증 유형의 통증에 대해 프레가발린이나 트라마돌·아세트아미노펜 배합제를 사용하면 휘청거림이나 어지럼증과 같은 부작용이 자주 일어난다. 하지만 약품설명서에는 다양한 부작용이 기재되어 있기는 하지만 어떠한 체질 경향의 사람에게서 잘 나타나는지는 기록되어 있지 않다. 그렇다 보니 결국 부작용 발생여부가 확률의 문제가 되어 버린다.

요약하자면, 한방의 입장에서 보았을 때, 어떤 유형의 사람에게 잘 발생하는지가 빠져 있다는 것이다. 허실·조습·한열을 고려하여 양약의 효과·부작용의 빈도를 조사한다면 또 다른 세계가 열리게 되지 않을까?

증례3 대량 발한에 따른 저체온증 증례

【환자】 60세 여성

【현병력】 류마티스 관절염으로 10년 이상 전부터 지역 병원 류마티스내과에서 치료받았다. 그런데 올해부터 전신관절통이 악화되어 전날 디클로페낙 3알을 6알로 증량하여 복용하고, 취침 전 NSAIDs 인도메타신 좌약을 넣고 취침한 뒤 밤중에 땀이 대량으로 나고 몸속이 차가워지며 입이 말라 까끌까끌했다. 허리가 아프고 가슴이 답답하며 기분이 좋지 않았다. 불안함에 마음이 안정되지 않는다며 가족에게 안기다시피 하여 X년 10월 20일 본원에 내원했다.

【한방진찰】 진찰해보니 체격과 영양상태는 중등도이고, 혈압은 136/80mmHg 이었으며, 自汗이 있고 안색창백·수족궐랭하며, 맥은 沈遲微細, 혀는 약간 붉고 건조했으며, 복력은 약하고 찬 느낌이 있었다.

【치료경과】 "발한시키거나 하법을 쓴 뒤, 병이 풀리지 않고 煩燥하는 자"에게 사용하는 복령사역탕을 처방했다. 한 번 복용에 입마름, 번조가 사라져 "몸이 따뜻해졌다"라고 하였고, 3일 복용만으로 원상태로 회복했다.

【코멘트】 본 증례는 NSAIDs 과량복용이 원인이 된 대량 발한에 따른 저체온증이다. 서양의학에서는 어떻게 대처할까?

이러한 위급상태에 어떻게 대처할지를 《傷寒論》은 매우 다양한 케이스로 나누어 알려주고 있다. 대부분이 발한, 토하법의 오치로 발생한다. 이번에 사용한 복령사역탕은 사역탕·사역가인삼탕·통맥사역탕과 함께 꼭 알어두어야 할 대표 처방 중 하나라고 생각한다. 《傷寒論》을 공부할 때 '~湯, ~主之'라고 하는 처방의 正證을 확실히 마스터해야 함은 물론이며, '오치'에 대한 치료법도 매우 중요하게 생각해야 한다.

증례4 소변불리와 부종 증례

【환자】 76세 남성

【현병력】 단단한 체형이며 평소 건강했다. 본원에서는 전립선비대증 때문에 용담사간탕 7.5g/일 3회 분복으로 치료 중이었다. 1주 전 감기에 걸려 체온이 올라 근처 호흡기내과에 방문하여 약을 처방받아 복용한 뒤, 열은 내렸으나 이틀째부터 소변이 잘 나오지 않고 전신이 붓는다며 내원했다.

【치료경과】 몸은 땀으로 흥건하며 전신에 부종이 있고 갈증이 뚜렷하며 소변이 잘 나오지 않는 것을 NSAIDs 디클로페낙 부작용으로 생각하여 월비가출탕 7.5g을 3회 분복하도록 처방했고 기존에 복용하던 양약은 모두 중지하도록 했다. 4일 후 내원하여 복용 2일 차부터 소변이 잘 나오게 되었고 3일 차부터는 부종·갈증·땀이 모두 좋아졌다고 했다.

【코멘트】 부종(특히 얼굴, 안검 등)과 복통 같은 부작용은 NSAIDs를 복용하는 환자에서 종종 관찰된다. 비위허+신허 유형은 물론이고, 고령자는 겉보기에는 실증으로 보이더라도 잠재성 콩팥장애가 있는 경우가 있으므로 치료 시 세심한 주의를 기울여야 한다.

한방전문으로 개업하고 있다 보니 여러 증상을 주증상으로 내원하는 환자가 있는데, 나름 제대로 隨證 치료를 하고 있는데도(당연히 잘못 치료하는 경우도 있을 것으로 생각하지만) 때로는 좀처럼 생각대로 좋아지지 않는 경우를 맞닥뜨리게 된다. 이때는 다른 병원에서 처방받아 복용 중인 처방내역을 확인할 필요가 있다.

현대 구결을 재확인하다

2018년 9월 9일 일본동양의학회 시코쿠 지부총회가 시마네현 마쓰에 시에서 열렸다. 나는 특별강연으로 "양약에도 證이 있다"는 주제로 발표했다. 내 발표 전 회장인 前 시마네대학 학장 고바야시 쇼타이 선생이 '이즈모신화와 의약·간호'라는 제목으로 강연하였는데, 무척 감명받았다. 《風土記》에 한방의 바탕이 되는 기초가 마련되었다는 것이 기록되어 있다는 내용이었는데, 새삼 한방을 앞으로 후세에 대대로 전해주어야겠다고 생각하게 되었다.

일본한방의학에는 이미 선현들이 쌓아 올려둔 다양한 구결이 있다. 이를 활용하여 좋은 효과를 거두었던 증례를 소개하겠다.

'결절종과 베이커낭종에 오령산料 가 지실·산치자'—나카무라 겐스케 선생의 구결

나카무라 선생이 이미 여러 곳에서 발표했으므로 출전은 생략한다.

【환자】 89세 여성

【주증상】 우측 外踝~발등의 골막낭종

【현병력】 본원에서 고혈압으로 치료하던 중 X년 9월 5일 우측 발목 외과~발등에 낭종이 생겨 보행에 지장이 생겼고, 근처 정형외과에 방문했다. 다양한 처치와 치료를 받아도 전혀 낫지 않는다며 11월 1일 본원에 내원했다.

【한방진찰】 키 147cm, 몸무게 52kg. 혈압 128/80mmHg. 맥은 沈弦. 복력은 중등도이며 우측에 어혈로 생각되는 압통과 少腹不仁이 나타났다. 우측 외과~발등에 반구 형태의 종대·결절이 촉지되었다.

【치료경과】 이때 머릿속을 스친 것이 나카무라 선생의 구결이다. 즉시 오령산료 가 지실·산치자를 탕약으로 처방했다. 2주 후 내원하여 환부를 보니 놀랍게도 1/3 이하로 작아져 있었다. 보행이 매우 편해졌다고 했다. 결국 6주간 복용한 뒤 낭종이 전혀 만져지지 않게 되어 복약을 종료했다. 10개월 후인 현재도 전혀 재발하지 않고 있다.

【코멘트】 오령산료 가 지실·산치자에 대한 해설은 나카무라 선생이 다양한 곳에 적어두었으므로 그 내용을 참고하길 바란다. 그 후에도 몇 명에게 이 처방을 사용하여 호전되는 결과를 얻었다.

'허증 심부전에 사군자탕 가 행인'—이시카와 도모아키 선생의 구결

이시카와 선생은 동양의학회 회장을 역임한 적도 있는 한방의학계의 대표적인 명의로 위 구결은 어느 연회석상에서 선생에게 배운 것이다. 실증에는 목방기탕이나 구미빈랑탕(나는 좌심실부전에는 전자를, 우심실부전에는 무릎 이하~발등의 부종에 후자를 사용한다)이 대표처방으로 여겨지지만, 쇠약한 사람일 경우에는 사군자탕 가 행인이 적절하다고 배웠다.

【환자】 94세, 여성

【주증상】 초진일 아침에 발생한 '가슴불편감·숨참·어지럼'

【현병력】 타병원에서 고혈압으로 암로디핀, 심부전으로 메틸디곡신을 처방받고 있었다. X−1년 9월, 1주 이상 전부터 식욕이 없고 기력이 빠지며 쉽게 피로해지는 증상이 생겨 한방치료를 받고자 내원했다. 식욕부진에는 향소산 합 육군자탕을 처방하여 경과가 순조로웠으나, X년 9월 18일 위의 주증상이 발생했다.

【한방진찰】 키 138.5cm, 몸무게 36.6kg. 혈압 132/70mmHg. 맥은 沈細하였으나 數하지는 않았다. 안색은 푸르고 언뜻 보기에도 쇠약해 보였고, 어깨로 '하아하아' 하고 숨을 쉬었다. 복력은 약하고 배꼽 양쪽~위에서 복부대동맥 박동이 촉지되었으며 少腹不仁이 나타났다.

【치료경과】 심·폐·비허로 생각되어 이시카와 선생의 구결인 사군자탕 가 행인(사군자탕 합 복령행인감초탕 방의)을 탕약으로 처방하였으며, 동시에 이소소르비드 질산염첩부제를 붙이도록 했다. 다음날부터 기력이 났다고 보호자가 전달했으며 그 후로도 경과는 대단히 순조로워 X+5년인 현재까지도 큰 탈 없이 지내고 있다. 같은 약으로 계속 복용하고 있다.

【코멘트】 사군자탕 가 행인을 엑스제로 사용한다면 어떤 처방 조합으로 구성하는 것이 좋을까? 사군자탕에 영감강미신하인탕을 합방하면, 이 방의에 근접할지도 모르겠으나 다른 약재가 너무 많이 들어가기 때문에 과연 그 예리함은 유지

될 수 있을지 모르겠다. 역시 탕약으로 사용하는 것이 가장 좋아 보인다.

이시카와 선생은 야마다 데루타네 스승님 문하의 대선배로 언제나 여러 구결을 알려주고 계셔서 항상 감사할 따름이다.

'플래시백(Flash back) 현상에 사물탕 합 계지가작약탕'—간다바시 조지 선생의 구결

출전은 《간다바시 조지(神田橋條治) 정신건강의학과 강의》. 서양의학에서는 PTSD나 플래시백 현상에 항불안약이나 경우에 따라서는 항정신병약을 처방하도록 하고 있으나, 이것만으로 좋아지지 않는 케이스가 돌고 돌아 한방의에게 온다. 그러한 증상에 나는 죽여온담탕 합 가미귀비탕 엑스제 각 7.5g을 3회 분복(아침·저녁·취침 전)하도록 처방하여 어느 정도의 결과를 얻고 있었다. 그러나 이번에는 위의 간다바시 조지(神田橋條治) 선생의 추천 처방을 사용하여 좋은 효과를 얻어 그 결과를 보고한다.

【환자】 29세 여성

【주증상】 '플래시백 현상·감각이상·갑자기 눈물이 멈추지 않음·피로감

【한방진찰】 어린 시절부터 긴장했을 때 말을 하거나, 다른 사람에게 이런저런 말을 듣거나 한 것이 계속 머릿속에 남아 약간의 자극만으로도 그 이미지가 '확!' 하고 떠올라 쉽게 초조해지고는 했다. 그러던 중 X−1년 12월 본인 회화 작품전을 했을 때 고생한 것이 그 후로도 종종 갑자기 떠올라 공황상태에 빠지고는 했다. 여기에 추가로 촉각이상도 발생하여 X년 11월 25일 내원했다.

【한방진찰】 키 162cm, 몸무게 55kg. 혈압 102/78mmHg. 눈이 초점을 잃고 흔들렸다. 맥은 沈弦. 복진상 복력은 중등도이며 우측에 흉협고만, 양쪽 복직근 긴장, 좌측 옆구리에 타진상 고음, 또 우하복부에 어혈로 생각되는 압통이 있었다.

【치료경과】 간울기체·어혈증으로 판단하여 시호가용골모려탕 또는 시호소간산에 구어혈제를 합방하여 처방할 생각이었다. 그러나 환자가 인터넷에서 플래시백 현상에 좋다고 찾아본 사물탕 합 계지가작약탕을 처방받기 원했다. 정신적 문제가 있는 사람은 본인 주장이 강하고 플라세보 효과도 강한 경우가 많기 때문에 환자의 의견에 거스르지 않고 그대로 처방했다.

2주 후 내원하여 플래시백이 완전히 사라지니 매우 기분이 좋아졌다며 마치 믿기지 않는다는 듯이 말했다. 이후 계속 복용한 결과, 결혼 후 좀처럼 임신이 되지 않았는데, 4년 만에 드디어 임신이 되어 7주 차에 접어들었다고 했다. 이 처방은 임신을 했다고 하더라도 특별한 문제가 없기 때문에 계속 복용하게 했다.

【코멘트】 사물탕 합 계지가작약탕이 왜 플래시백에 효과가 있는지는 위의 책을 참고하길 바란다. 간다바시 조지 선생이 권장하는 또 다른 처방은 십전대보탕이며 특히 "사물탕이 뇌에 잘 맞다"라고 하면서 "지황 같은 약재는 뭔가 신경계 전체가 쇠약해진 상태에 효과가 있는 것 같다"라고 기술했다.

이 증례에서는 환자가 좋다고 믿는 약을 처방하여 효과가 있었기 때문에 서양의학을 하는 의사들이 제멋대로 말하는 한방약의 플라세보 효과일지도 모른다. 그러나 환자가 과거 시도해보았던 양약치료로는 전혀 효과를 보지 못했다는 것을 생각해보면 양약에는 플라세보 효과조차도 없다는 말이 된다.

어쩌면 플라세보 효과가 아니라 이 사물탕 합 계지가작약탕이 정말로 효과가 있었을 가능성도 부정할 수 없다. 많은 선생들의 추가 보고를 기대한다.

식생활에도 신경 쓰자

陰性식품의 과다섭취에 주의하자

일본인은 다습한 환경에 살면서 물로 밥을 짓고 미소국을 먹으며 차도 즐겨 마신다. 최근에는 순환기내과 의사들의 권장으로 혈전증을 예방한다며 잠들기 전 물 한 잔 마시기가 유행하는 등 체내 수분이 넘치는 환경에 있다. 이런 상태에서 감이나 배 같은 음성 과일을 즐겨 먹는다면 어떻게 될까?

증례1 어지럼·頭重感·어깨결림

【환자】 55세 여성

【현병력】 11월 하순 급히 일어나자 천장이 빙글빙글 도는 듯한 '어지럼'이 발생했으며 누우면 완화되었다. 두중감·어깨결림도 있어 5일 후 내원했다.

【한방진찰】 약간 물살 경향이면서 물을 자주 마신다. 배를 매일 1개는 먹는다고 했다. 맥은 沈弦滑, 舌診상 胖大滑台, 복진상 臍上悸가 보였다.

【치료경과】 수분과 과일을 삼가도록 지시했으며, 오령산을 처방한 결과 5일 후 모든 증상이 좋아졌다.

증례2 위가 꽉막힌 것 같아 괴롭다

【환자】 40세 여성

【현병력】 최근 지인이 추천하여 물을 많이 마시고 있었다. 3일 전부터 매일 감과 배를 먹은 뒤, 오늘 아침부터 속이 꽉 차서 괴롭다고 하며 내원하였다.

【한방진찰】 체력은 약간 허하고 맥은 沈遲細. 舌診상 偏淡·胖·薄白滑苔. 복력은 약하고 심하비경이 있었으며 누르면 차게 느껴졌다.

【치료경과】 수분·과일 섭취를 삼가고 따뜻하고 소화가 잘되는 음식을 섭취하도록 지시했으며 인삼탕을 처방했다. 1주분을 투약한 뒤, 모든 증상이 완쾌되었다.

증례3 상복부·요배부의 疝痛

【환자】 66세 여성

【현병력】 X-7년부터 좌상복부에서 요배부에 걸쳐 질퍽질퍽하고 찌르는 듯한 산통이 생겼다. 여러 병원에서 치료를 받아도 확 좋아지지 않았으며 X-2년, X-1년에 CT·MRI·췌담관조영·위대장내시경 검사를 받았지만 특별한 소견은 없었다. X년 근처 의원에서 1개월 전부터 육군자탕을 처방받았으나 전혀 효과가 없다며 소개로 내원했다.

【한방진찰】 마른 체형으로 맥은 沈細. 舌診상 淡紅·胖·복력은 약하고 심하비경·복직근攣急, 좌측 옆구리에 타진상 고음이 있었다.

【의뢰의사의 소견서】 "서양의학적으로는 비만곡부증후군, 동양의학적으로는 腹滿·寒疝으로, 원인은 현미를 주식으로 하고 야채·과일을 지나치게 섭취하여 냉증이 생긴 것으로 생각됩니다."

【치료경과】 식사 시 주의사항을 알려주고 당귀탕을 처방했다. 1주 후 통증이 거의 사라졌다. 2주 후 완전히 소실되어 치료를 종결했다.

【코멘트】 병의 원인으로 한방에는 '외인', '내인' 외에 '불내외인'이 있다. 그중에서도 식습관 이상은 충분히 알아둘 필요가 있다. 특히 나이가 들수록 현미·채소·과일을 지나치게 섭취하거나 물을 너무 많이 마시는 것에 주의해야 한다. 무엇이든 '과유불급'이다.

날 음식과 관련된 문제

최근 젊은 사람들 사이에서도 색다른 음식을 먹는 사람이 늘고 있다고 한다. 생간·소나 말, 사슴 육회 같은 것이다. 한방에서는 《金匱要略》〈禽獸魚蟲梵忌倂治〉의 내용을 참고하여 치료한다.

증례4 두드러기·변비·우하복부 통증

【환자】 48세 남성

【주증상】 반년 이상 계속된 완고한 두드러기와 변비, 우하복부 통증

【현병력】 3월 회식에서 여러 생선회와 육회를 산더미처럼 먹고 술도 꽤 마신

뒤 밤부터 배가 아프고 온몸이 가려웠다. 아침에 근처 의원을 방문하여 두드러기라는 말을 듣고 강력 미노화겐C 정맥주사를 맞고, 내복약을 복용한 뒤 일시적으로 완화되었다. 그러나 그 후 약을 중지하면 전신에 두드러기가 생기고 명치와 우하복부에 통증이 있었다. 변비 경향도 생겨 근처 소화기내과에서 대장내시경을 시행했다. 우측 회맹부의 게실염으로 진단받고 항생제를 복용했다. 1주 후 우하복부 통증은 일단 나아졌지만, 그 후에도 생선이나 고기를 날로 먹으면 같은 증상이 계속 반복되었다. 근본치료를 원해 11월 본원에 내원했다.

【한방진찰】 피부가 검고 단단한 체격. 혈압 144/88mmHg. 맥은 沈緊, 舌診상 紅·胖·黃膩苔. 복력은 충분했고 심하비경, 우하복 회맹부에 뚜렷한 압통이 있었다.

【치료경과】 橘皮大黃朴硝湯(다만 박초가 없어 망초를 사용했다)을 처방하자 1주 안에 모든 증상이 개선되었다. 1년 후 우회맹부의 통증으로 내원했다. "그 뒤 두드러기는 전혀 없었다"라고 했다. 대황목단피탕을 투약하자 우회맹부 통증은 4일 차부터 개선되어 이후 약 1개월간 복용한 뒤 종료했다.

증례5 心下痞·구역감

【환자】 68세 여성

【현병력】 4일 전 회를 과식했다. 다음 날부터 명치가 더부룩하고 구역감이 있으나 구토는 나오지 않으며 상복부가 脹滿하여 아프고 변이 전혀 나오지 않는다고 하며 내원했다.

【한방진찰】 맥은 沈實, 혀는 약간 붉고 白苔가 보였으며 복진상 심하비경과 하복부창만과 변괴가 촉지되었다. 복부 X-ray에서 골반 내 변과 가스가 뚜렷하게 나타났다.

【치료경과】 橘皮大黃朴硝湯 방의로 복령음과 조위승기탕을 7.5g/일씩 합방하여 처방했다. 다음 날 악취가 나는 변이 대량으로 나왔으며 이어 복통도 개선되어 4일분을 복용한 후 완치되었다.

【코멘트】 귤피대황박초탕은 《金匱要略》〈禽獸魚蟲禁忌并治〉에서 "날것을 먹고 心胸間에 맺혀 없어지지 않는 구역감이 있고 구토로 나오지도 않으면 속히

하법을 써서 제거한다. 오래되면 癥病이 된다"라고 하였다. 후지하라 겐(藤平健) 선생은 《類聚方廣義解說》에서 "고기나 생선을 먹은 뒤 위내 정체감, 구역감, 트림과 변비 경향이 있으면서 피부煩痒과 發斑, 발진이 보이는 경우 고기·생선 식중독 혹은 이에 의한 두드러기, 또는 수년 전 고기나 생선 식중독을 경험한 뒤 두드러기에 시달리는 자에게 사용하여 효과를 거둘 수 있다"라고 코멘트했다. 이 처방을 사용할 기회는 상당히 많다.

나의 애독서-《중약의 배합》

두 번째, 세 번째 선택지를 위해

한방해설서는 매년 그야말로 엄청나게 출간되고 있다. 옥석이 뒤섞인 가운데 내가 가장 높게 평가하여 항상 참고로 하는 것이 동양학술출판사의《중약의 배합》이다. 중의학을 전문으로 하는 선생은 논외로 하고 나 같이 일본한방의학을 주로 익혀 온 사람에게는 눈이 확 트일 만한 기술이 실제로 많이 있다. 진료실에 방문하는 환자의 증상은 천차만별이며 증상도 시시각각 변하기 때문에 바로 '이 처방증이다!'라며 진단하고 처방해도 대략 어느 정도는 괜찮지만 확실한 효과는 없을 때도 있다. 그런 경우 임상의로서 두 번째, 세 번째 선택지를 생각해 둘 필요가 있다.

이 책의 내용을 살펴보면, 황련·황금·황백·산치자로 구성된 황련해독탕은 '1장 四氣五味에 따른 약 구성'의 '3. 苦寒淸熱' 항목에 "瀉火解毒 작용이 있어 삼초의 火邪를 소변을 통해 밖으로 내보내는 작용"이라고 되어 있으며 "두통·안구충혈·번조·狂亂……, 또한 체내 열에 의한 구토·헛소리·불면, 열이 혈에 영향을 미쳐 발생하는" 각종 출혈, '화농성 염증' 등에 사용할 수 있다고 했다.

나도 이 처방을 사용하여 유효성은 충분히 알고 있지만, 그래도 효력이 만족스럽지 못한 상황도 있었다. 그런 상황에 "劉河間은 이 처방(황련해독탕)을 더욱 발전시켜 황련해독탕에서 황련을 빼고 대황을 가하여 이를 大金花丸이라고 명명", "체내 實熱을 신속히 내려보내 체외로 몰아낼 수 있게 한다"라고 하며 황련해독탕의 효과를 더욱 증강한 처방을 소개하고 있다. 뒤에 대황의 특징에 대해서도 자세히 언급하면서 여러 처방에 대황을 종종 가미하는 의미를 잘 이해할 수 있게 구성해 두었다.

시야가 밝아지는 책

나는 최근 일본한방의학 특히 에도시대 선현이 남긴 서적, 예를 들면 와다 도카쿠(和田東郭)·아사다 소하쿠(淺田宗伯)·오다이 요도(尾台榕堂)·나카가메 긴케이(中神琴溪) 등의 서적을 주로 공부하고 있는데, 특히 아사다 소하쿠(淺田宗伯)의 《勿誤藥室方函口訣》에는 매우 많은 처방, 특히 후세파 처방이 다수 수록되어 있다. 하지만 그 처방구성의 의미를 이해하는 것은 의외로 쉽지 않다.

왜냐하면 일본한방의학은 처방단위의 隨證治療가 원칙이다 보니 각각의 약재와 그 조합의 의미에 대해서 체계적으로 해설한 책이 필자가 아는 범위에서는 없기 때문이다.

《傷寒論》과 《金匱要略》 처방은 요시마스 토도(吉益東洞)의 《藥徵》을 참고하면 처방의 의미를 어느 정도 추정할 수 있지만, 구성약재의 수가 많은 후세파 처방에 이를 응용하기는 상당히 어렵다.

《중약의 배합》을 읽다 보면 '팍!' 하고 눈앞이 밝아지며 답답했던 가슴이 쑥 내려가는 것을 자주 경험한다.

예를 들면 정종령(程鐘齡)의 《醫學心悟》를 인용하여 "淸法을 행할 때는 사람을 볼 필요가 있다. 본디 건강한 체질의 사람이 실열증이 생긴 경우는 청열제 용량을 조금 높여 사용해도 폐해가 없다. 그러나 본래 허약한 체질로 몸이 쉽게 냉해지고 식욕도 없으며 설사를 잘하는 사람이나 산후·병후, 성행위로 인한 정력소모 후에 나타난 열증의 경우는 청열제를 소량 사용하여야 한다. 용량이 부족할 수 있을지언정 지나치면 안 된다"라고 기술한 것은 일본한방의학에서의 허실론과 통하는 부분도 있다. 체력이 부족한 사람의 외감병을 치료하는 데 상당히 참고가 된다.

하라 난요(原南陽)의 《叢桂亭醫事小言》 1권 '의학'에 '逆挽湯'(나고야 겐이(名古屋玄醫))라는 처방이 나온다. 이 처방은 계지인삼탕 가 지실·복령으로 소하쿠는 "이 방법은 逆流挽舟에 비할 수 있는데, 아래로 내려올 힘이 없는 경우는 일단 위로 쭉 끌어올려 탄력이 붙으면 그 반동으로 아래로 내려주는 이치로, 虛寒下痢로 後重한 자는 계지인삼탕으로 일단 表로 되돌리고 그 사이에 지실, 복령으로 흘러가게 하면 후중이 풀어지게 된다"라고 해설했다. 이 해설을 보면 뭔가 다 알 것 같다가도 왜 지실과 복령을 가미했는지는 확실히 이해할 수 없었다. 하지만 《중약의 배합》 '2장 승강부침을 이용하는 약의 조합'의 '15. 逆流挽舟(汗法을 이용한 下痢치료)'를 읽고 처음으로 제대로 이해할 수 있었다.

마황승마탕 이해에 어려움을 겪던 때

마황승마탕은 《傷寒論》〈厥陰病篇〉에 나오는 처방으로 "傷寒 후 6~7일이 지나 크게 하법을 시행한 뒤 촌맥이 沈遲하고 수족궐랭하며 하부맥은 닿지 않고 인후가 매끄럽지 않은데 농혈을 뱉으며 설사가 멈추지 않는 경우에는 치료하기 어렵다. 마황승마탕으로 주로 치료한다[傷寒六七日, 大下後, 寸脈沈而遲, 手足厥逆, 下部脈不至, 咽喉不利, 唾膿血, 泄利不止者, 爲難治. 麻黃升麻湯主之]"라고 되어 있다.

이에 대해 역대 일본한방의학의 《傷寒論》 해설을 보자. 예를 들면 나카니시 신사이(中西深齋)는 《傷寒論辨正》〈卷陰下〉에서 "이 이론과 처방은 크게 의심해야 할 것 같다. 맥이 이른다는 것은 촌맥이라고 하는 하부의 맥을 말한다. 처방은 모두 14가지 약재로 구성된다"라고 했다. 《傷寒論》의 일반적인 처방의 약재 수는 10개 이하가 대부분이므로 《傷寒論》에 원래 있는 처방인지에 대한 의문을 기술하며 "혹은 본래 《千金方》에 수록되어 있다가 후대 사람이 취하여 이를 보충한 것이 아닐지"라고 해설했다. 사실 송대에 출판된 《備急千金要方》 10권 '傷寒下'에는 "傷寒 후 6~7일이 지나 크게 하법을 시행한 뒤 촌맥이 沈遲하고 수족궐랭하며 하부맥은 닿지 않고 인후가 매끄럽지 않고 농혈을 뱉으며 설사가 멈추지 않으면 치료가 어려우니 마황승마탕으로 사용한다"라고 되어 있어 신사이의 논점도 이해할 만하다.

아사다 소하쿠(淺田宗伯)의 《傷寒論識》에는 "이 조문은 方證이 서로 맞지 않는데, 무릇 이 증과 유사한 상황은 대체로 사역탕 적응증에 해당된다"며 구체적인 내용에 대한 해석을 피했다. 오쿠다 겐조(奧田謙藏) 선생과 오쓰카 게이세쓰(大塚敬節) 선생, 야마다 데루타네 선생의 저서도 역시 그러하다.

나카니시 신사이(中西深齋)는 비교적 잘 해석하였다. 내가 일본 《傷寒論》 해설 중에 가장 높게 평가하는 이유이다. 《傷寒論辨正》을 인용하자면 "육칠일은 대저 대변이 나오지 않은 시기를 말하는 것이다. 이 시기엔 맥이 반드시 浮數하여 이를 보고 下法을 쓰게 되는데 단지 한두 번에 그치지 않기 때문에 크게 하법을 쓴다고 하였다. 크게 하법을 쓴 뒤 맥은 곧 沈遲해지고 수족이 厥冷하다는 것은 厥陰에 빠진 것임을 알아야 한다." 그렇지만 "궐음에 빠지더라도 열은 裏에 끼어 있어서 위로 치받고 아래를 압박한다." 이에 따라 "인후가 매끄럽지 않고 농혈을 뱉는다"(열이 위로 치받는 증상), "설사가 멈추지 않게 된다"(아래를 압박함에 따라 발생한다), "이를 寒熱錯雜증이라 한다"로 이어지게 된다. 그렇다면 이러한 병태에 대해 어떤 전략을 세워 치료해야 할까?

이에 대해 "寒을 누르고 싶지만, 혹여나 열을 조장하게 되지 않을까 두렵다." 또한 "열을 제거하고 싶지만, 오히려 한을 북돋을 수 있다."

"그럼 대체 어찌해야 하나?"라고 외치고 싶어진다. 그러므로 "치료가 어렵다"는 병태에 대해 선현이 트라이 앤드 에러(try and error)의 결과로 만들어 낸 것이 이 마황승마탕이라 결론 내린다. 신사이는 마황승마탕이 14개 약재로 구성된 구체적인 의미에 대해서 "얕은 지식으로 깊은 측량을 할 수 없다"라고 두 손 들고 항복하면서 "후일의 검토를 기다린다"라고 겸손함을 보인다.

그 후 일본의 《傷寒論》 해석본을 통해서는 앞서 기술한 대로 나 스스로 가슴 속이 시원하게 뚫리는 느낌을 받지 못하고 있다. 여하튼 마황승마탕은 마황·승마·당귀·지모·황금·萎蕤(둥글레)(혹은 창포)·작약·천문동·계지·복령·감초·석고·백출·건강 14개 약재로 구성되어 있다.

이러한 병태를 맞닥뜨린다면 아마도 나는 사역탕 가미방을 쓸 것 같다.

散風法을 활용한 설사치료

이 와중에 우연히 만난 것이 《중약의 배합》 '2장 승강부침에 따른 약의 조합'의 '16. 散風止痢(升陽止瀉)' 항목이었다.

설사를 멈추는 방법은 여러 가지가 있지만, 그중에서 散風止痢란 "상행작용이 있는 昇散性 약재를 사용하여 설사를 치료하는 방법"으로 "泄瀉와 痢疾 모두를 포함한다"라고 했다. 이 책에서는 산풍지리법으로 설사를 멈추게 할 수 있는 대표처방 중 하나가 마황승마탕이라고 했다. 구체적으로는 "昇散風邪 작용이 있는 마황·계지·승마를 사용하여 병의 근본을 치료"하고 "거기에 培土守中 작용이 있는 백출·복령·자감초·건강을 함께 사용하여 風木과 脾土의 관계를 조정"한다. "이는 土가 風에 꺾이지 않도록 지지하는 것"이라고 하였다. "궐음병에는 또한 熱과 厥이 양방향으로 나타나는 寒熱錯雜에 의한 병도 있으며", "이를 치료하기 위해서는 열을 해결할 지모·석고·황금 등에 계지·건강을 합하여 사용하며", "이렇게 한성약과 온성약을 동시에 사용함으로써 조화를 꾀할 수 있다", "또한 궐음의 邪熱이 폐를 침범하면 인후부가 붓고 농혈을 토하게 된다", "그러므로 여기에 和營 작용이 있는 당귀·작약을 함께 사용한다", "또한 폐를 지키기 위해 보음작용이 있는 천문동·맥문동도 가한다", "폐와 대장은 표리관계이다"라고 하였는데, 임상적으로 마행감석탕이 치질에, 을자탕이 구순염에 실제 사용되고 있는 것 역시 이미 잘 알려져 있다. "이 치료법에서는 설사치료에 肺藥을 사용한다는 의미도 있다"라고 적어두었다.

저자의 결론은 '이렇게 빈틈없이 구성된 마황승마탕은 산풍법을 활용한 설사치료의 원조라고 해야 마땅한 처방'이라는 것이다.

발한법으로 설사를 멈추게 한다는 것은 그 후 중국역사에서 중요한 기본 테크닉 중 하나로 사용되었다. 같은 책에서 유하간의 승마·갈근·감초·작약으로 구성된 승마탕, 그리고 병이 중할 때 사용하는 소속명탕에 대해 "(궐음병은) 表邪가 안으로 들어간 결과 설사가 멈추지 않게 된 것이다. 치료의 핵심은 표사를 흩어지게 하는 것이다"라고 유하간의 《素問病機氣宜保命集》 '瀉論'을 인용해 두었다.

이상은 책의 일부에 지나지 않으니 이 《중약의 배합》은 내게 있어서는 주옥 같은 책으로 성경과도 같은 존재의 의미가 있다.

나는 일본한방의학과 중의학의 대립이 아니라 통합적인 의료를 지향하기 때문에 이 책을 소개하고자 한다.

맺음말

《한방진료비결》을 한방전문지에 연재한 지도 56회가 되었습니다. 이 잡지는 제반 사정에 의해 일시 휴간되었고, 올해 72세가 된 내 나이를 생각하여 이즈음에서 한 권의 책으로 출판하자고 생각했습니다.

이 글은 사실 필자가 생각나는 대로 쓴 것이다 보니 체계적이지 않았지만, 편집부에서 훌륭히 정리해주었습니다.

나는 지금까지 야마다 데루타네 스승님에게 20년 넘게 한방 교육을 받고 있습니다. 이 '비결'을 나만의 보물로 간직하기에는 너무나 과분하기 때문에 이를 나름대로 정리하여 모았습니다.

읽으시면서 불명확한 점이나 이상한 부분이 있다면 이는 모두 저의 책임입니다. 끝까지 읽어 주신 선생님들에게는 마음에서 우러나오는 감사의 말씀을 드립니다.

이 책은 저서로는《한방의 시초》,《토도 선생은 그렇게 말씀하십니다》에 이은 3번째 책입니다. 제게 남은 시간이 어느 정도일지 알 수 없지만, 앞으로도 한방의 발전을 위해 힘내서 해보겠습니다.

2019년 4월

오리베 가즈히로

인용 문헌

《類聚方廣義》: 1856년에 나온 尾台榕堂(1799~1871)의 저술이다. 《상한론》《금궤요략》체계를 湯證으로 재구성한 吉益東洞(1702~73)의 《類聚方》에 자신의 경험에서 나온 임상례와 어구 풀이를 頭註로 붙여 해설하였다.

《井觀醫言》: 尾台榕堂가 1869년 저술한 증례 모음으로, 《類聚方廣義》에서 한층 더 나아가 실제 임상례에 근거한 각 질병의 치법을 집대성한 치험집이다.

《勿誤藥室方函口訣》: 메이지 시대 한방의학의 거두인 淺田宗伯(1815~94)가 1878년 저술하였다. 그의 대표 저서이자 치험록인 《橘窓書影》에는 처방 구성이 없다. 본서는 처방의 사용법이 있는 방제책으로 전자의 책을 보완하고 있다. 長谷川彌人가 해설한 《勿誤藥室「方函」「口訣」釋義》(오사카, 創元社, 1985)가 유명하며 오늘날 대부분 이를 가지고 공부하고 있다.

《橘窓書影》: 淺田宗伯가 1886년 펴낸 대표 저서이자 증례집이다. 《橘窓書影》에 수록되지 않은 처방구성을 수록한 처방집이 《勿誤藥室方函口訣》로, 이것이 《橘窓書影》의 해설서에 해당한다.

《蕉窓雜話》: 고방의학과 후세방을 모두 받아들인 절충파의 태두 和田東郭(1743~1803)가 자신의 의설과 경험을 설명한 것을 문하생들이 기록하여 모은 뒤 그의 사후인 1821년에 발간했다.

《蕉窓方意解》: 和田東郭의 기록을 문하생들이 모아 1813년에 발간한 처방집이다. 와다 도카쿠가 상용, 빈용한 고방, 후세방 47처방을 선별하여 구성 약재와 효과를 해설하였다.

《桂亭醫事小言》: 原南陽(1753~1820)가 1819~1820년에 걸쳐 저술하였다. 7권으로 구성되었으며, 진단법에서 병증별 치료에 대해 설명하였다.

《臨床應用漢方處方解說》: 현대 일본 한방의학의 대가 矢數道明의 대표적인 처방 해설서. 1981년 오사카 創元社에서 초판이 나왔다.

《腹證奇覽》: 이나바 분레이(稲葉文禮, ?~1805)가 복진에 관하여 저술하여 1800년 발간하였다. 和久田寅淑虎의《腹證奇覽翼》과 더불어 복진서의 대표 중 하나로, 1983년 大塚敬節, 矢數道明가 해제한 이도노니혼샤의 책을 일반적으로 보고 있다.

《중의임상을 위한 중약학》: 神戸中医学研究会 편, 고베, 東洋學術出版社, 2011.

《古今方彙》: 일본 한방의학의 대표적인 처방집. 저자는 알려지지 않고 있으며, 출간 시기별로 여러 판본이 있다. 甲賀通元(?~?)이 1780년 편찬한 걸 널리 보고 있다.

《각과 영역에서 본 냉증과 한방치료》: 織部和宏, 四方田まり, 도쿄, たにぐち書店, 2013.

《類聚方廣義解說》: 藤平 健 저, 類聚方廣義解說, 오사카, 創元社, 1999.

《증후에 따른 한방치료의 실제》: 大塚敬節 저, 症候による漢方治療の実際, 도쿄, 南山堂, 2000.

《한방진료 30년》: 大塚敬節 저, 漢方診療三十年:治験例を主とした治療の実際, 오사카, 創元社, 1959.

《藥徵》: 吉益東洞가 1771년 발간한 마지막 저서로,《상한》,《금궤》약물 중 53종을 기존 본초서의 틀을 완전히 탈피하여 설명하여 吉益東洞의 의학사상을 살펴볼 수 있다.

《東洞先生配劑錄》: 吉益東洞 저. 小川新 교열, 横田關風 감수, 吉益東洞大全集, 도쿄, たにぐち書店, 2001.

《輯光傷寒論》: 吉益東洞가 1822년 발간한 책으로 隨證施治를 위주로 저술하여 六經을 提要로 삼는다는 등일체의 공론을 배제하였다.

《牛山活套》: 香月牛山(1656~1740)이 1740년 편찬한 책으로 '血道症' 이 처음 기재되었다. 본 저서에서는 大塚敬節, 矢數道明이 편집한 것을 참고(名著出版. 1979).

《중약의 배합》: 丁光迪 저, 小金井 信宏 편역, 中薬の配合, 고베, 東洋學術出版社, 2005.

《腹證奇覽翼》: 和久田寅著가 1809년 편찬한 책으로《腹證奇覽》의 부족한 부분을 보완하여 복진과 복증을 완성하였다.

《한방처방응용의 실제》: 山田光胤, 漢方処方応用の実際, 도쿄, 南山堂, 1967.

《한방처방응용의 비결》: 山田光胤 저, 漢方処方応用のコツ, 創元社, 2011.

《方意辨義》: 岡本一抱(1654~1716)가 1703년 편찬하였으며, 《본초강목》을 기초로 고방, 후세방 54개에 대하여 기혈담 병리에 근거하여 구성약물, 응용, 가미방, 유사 처방과의 감별 및 약리 등에 대해 상세히 설명하였다.

《한방처방의 구성과 적용》: 森雄材 저, 漢方処方の構成と適用, 도쿄, 医歯薬出版株式会社, 1998.

《도설 한방처방의 구성과 적용》: 森雄材 저, 図説漢方処方の構成と適用, 도쿄, 医歯薬出版株式会社, 1998.

《餐英館療治雜話》: 目黒道琢(1739~98)의 저서로 사본이 전해 내려온다. 상한, 금궤 처방 및 당송 이하 경험방 등 고방, 후세방 어느 쪽에 편향되지 않고 처방을 기재하였으며 여러 질병의 구별 및 증례를 수록하였다.

《중의기본용어사전》: 中医基本用語辞典翻訳委員会 편, 中医基本用語辞典, 고베, 東洋学術出版社, 2006.

《중의처방해설》: 神戸中医学研究会 편저, 山本巖·伊藤良 감수, 中医処方解説, 도쿄, 医歯薬出版株式会社, 1982.

《한방용어대사전》: 創医会学術部 주편, 漢方用語大辞典, 도쿄, 燎原書店, 1984.

《한방임상노트 論考篇》: 藤平 健 저, 漢方臨床ノート〈論考篇〉, 오사카, 創元社, 1986.

《각과의 서양의학적 난치례에 대한 한방치료 시도》: 織部和宏 편저, 漢方治療の試み—各科の西洋医学的難治例に対する, 도쿄, たにぐち書店, 2009, p. 181-189.

《한방의 시초》: 織部和宏 저, 漢方事始め, 日本医学出版, 1997.

《토도 선생은 그렇게 말씀하십니다》: 織部和宏 저, 東洞先生はそうおっしゃいますが, 도쿄, たにぐち書店, 2016.

《萬病回春解說》: 松田邦夫 저, 万病回春解説, 오사카, 創元社, 1989.

《증상에 따른 중의진단과 치료》: 中医研究院 趙金鐸 주편, 神戸中医学研究会 편역, 症状による中医診断と治療, 도쿄, 燎原書店, 2001.

방제 색인

(자)

(차)

(타)

(파)

(하)